OBSERVATIONS

ET

RECHERCHES

SUR L'USAGE

DE L'AIMANT EN MÉDECINE,

OU

MÉMOIRE

SUR LE MAGNÉTISME MÉDICINAL.

Par MM. ANDRY & THOURET.

EXTRAIT DES MÉMOIRES DE LA SOCIÉTÉ ROYALE DE MÉDECINE, ANNÉE 1779.

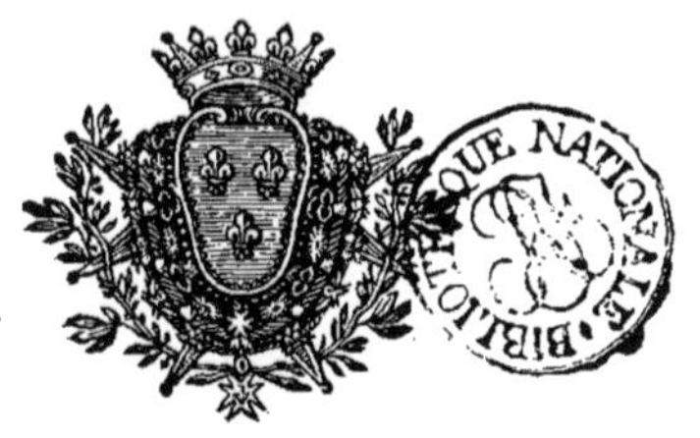

A PARIS,

DE L'IMPRIMERIE DE MONSIEUR.

M. DCC. LXXXII

S0062840

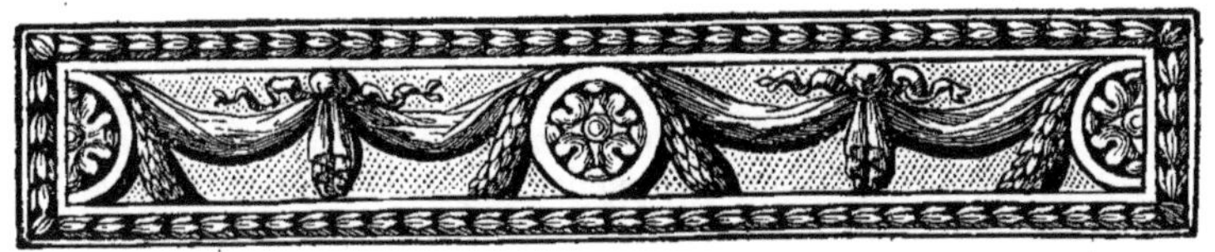

OBSERVATIONS ET RECHERCHES

SUR L'USAGE

DE L'AIMANT EN MÉDECINE.

L'AIMANT, connu dès la plus haute antiquité, n'avoit été long-temps en phyſique qu'un objet d'admiration ſtérile. Tant que les hommes ne découvrirent dans cette ſubſtance fameuſe que la propriété que nous lui connoiſſons d'agir ſur le fer, & de lui communiquer ſa vertu, ils n'en tirèrent pour leurs beſoins aucuns fruits réels. On ſe contenta d'admirer les effets merveilleux qu'elle préſentoit; & ſi l'on excepte l'emploi qu'il paroît que les anciens en firent dans la fuſion du verre pour le purifier (1), on ne ſe douta point qu'elle dût devenir d'un uſage inappréciable dans les arts. Lorſqu'on eut découvert la propriété directive de l'aimant, ſes rapports d'utilité furent bientôt ſaiſis. Perſonne n'ignore les avantages immenſes que la navigation & la géographie en ont retirés. Sans l'aiguille aimantée, l'homme ſeroit encore réduit au ſecours incertain des aſtres pour ſe guider ſur les mers, & le nouveau monde nous ſeroit inconnu. Ainſi l'aimant, qui n'avoit été pendant une longue ſuite de ſiécles qu'un objet de pure curioſité en phyſique, en devint bientôt une des plus précieuſes richeſſes.

Lu le 29 août 1780.

---

(1) *Plinii* Hiſt. Nat. lib. 34, p. 667. Pariſ. 1741.

Chriſtoph. Encelius, de Re Metallicâ, lib. 3, cap. 8, pag. 175. Franc. 1557.

Theod. Zwingerus, Scrutinium Magnetis. Baſil. 1697, cap. 6, §. 9.

Olaus Wormius, Muſæi pag. 64.

L'hiftoire médicale de cette fubftance femble fe préparer à nous offrir le même fpectacle. On a fait très-ancienne-ment ufage de l'aimant en médecine ; mais des nombreufes propriétés qu'on lui avoit attribuées , celles qui étoient vraiment impofantes n'ayant aucun fondement folide , & celles en qui l'on pouvoit reconnoître quelque réalité lui étant communes avec un grand nombre de fubftances d'un ordre peu diftingué , l'aimant n'avoit jamais été , dans l'art de guérir , d'une utilité bien grande en même temps & bien réelle. De nos jours on le regarde comme réuniffant au plus haut degré ce double avantage. Si l'on en croit quelques phyficiens , on ne peut lui contefter une pro-priété vraiment inappréciable. On attribue à cette fubftance une action fur nos nerfs , non moins réelle que celle qu'il exerce fur le fer. On vante de toutes parts cette propriété fingulière de l'aimant , qui doit le rendre en médecine auffi recommandable que fa vertu directive l'a rendu pré-cieux en phyfique , & qui , par un rapport frappant avec cette dernière propriété, doit, s'il eft permis de s'expri-mer ainfi , fervir de bouffole , & conduire les médecins à l'une des plus importantes découvertes qui reftent à faire dans l'économie animale , à la connoiffance du fyftême de lois auxquelles les phénomènes des nerfs & les fonctions du principe de la vie font fubordonnés.

Le foin de conftater dans l'aimant une propriété de cette nature, impofe une tâche auffi vafte, auffi difficile à rem-plir , que l'objet en paroît important. En effet , fi cette propriété de l'aimant eft bien fondée , il s'agit de recon-noître une fource inépuifable d'avantages réels contre un genre de maladies encore plus multipliées peut-être qu'elles ne font difficiles à traiter , contre les affections nerveufes ; & la connoiffance approfondie d'un moyen de guérifon dont l'adminiftration doit être variée de tant de manières particulières , & fuivant des circonftances fi dif-férentes , ne peut être acquife que par une longue fuite d'effais & d'obfervations multipliés à l'infini. Si les nouvelles vertus qu'on annonce dans le magnétifme n'ont aucun fondement folide, il ne fera pas moins important de fe livrer fur cet objet à l'examen le plus férieux, le plus étendu, le plus réfléchi, pour étouffer dans fa renaiffance un germe d'erreurs dont l'hiftoire nous apprend quels ont été, dans des temps peu éloignés, les funeftes effets en médecine, & dont on ne peut douter que l'influence ne devînt bientôt auffi fâcheufe pour nous qu'elle l'a été pour d'autres fiècles, fi l'on en juge par les tentatives en ce genre, qu'on renouvelle fous nos yeux.

Mais ce n'eft pas feulement à interroger l'expérience par de nombreux effais qu'on doit fe borner. La nouvelle méthode magnétique n'eft pas, comme l'étoit l'électricité médicale, une tentative récente, une découverte moderne: fon hiftoire embraffe tous les âges de la médecine. Dans le projet formé d'établir fes avantages, ou de démontrer fon inutilité, ne feroit-ce pas s'expofer au rifque de négliger une fource de moyens peut-être effentiels, & d'inftructions utiles, que de ne pas profiter des lumières & des travaux des médecins qui nous ont précédés dans la même carrière ? Il s'agit dònc auffi de recueillir toutes les circonftances de la médecine magnétique, depuis fon origine jufqu'à nous. Cette feule partie exige d'immenfes recherches.

D'après ces confidérations effentielles à la nature du fujet, nous partagerons ce mémoire en trois parties. Nous donnerons dans la première un précis hiftorique des travaux entrepris fur le magnétifme médicinal. A quelques recherches que nous nous foyons livrés à ce fujet, nous ne nous flattons pas d'avoir épuifé la matière ; nous nous croirons heureux fi nous avons fixé avec exactitude les grandes époques qu'on doit diftinguer dans cette hiftoire, & regarder comme autant de points auxquels on devra rapporter les détails que des travaux ultérieurs pourront offrir.

Nous rapporterons dans la feconde partie les obfervations qui nous font particulières. Si la fuite des faits que nous devons expofer ne met pas à portée de juger l'objet qui nous occupe d'une manière définitive , elle fera fentir au moins le degré d'importance qu'il y aura de continuer les effais , ou de ceffer de s'en occuper. Dans une matière dont la vafte étendue demanderoit, pour l'approfondir, le concours d'un grand nombre de favans , & des travaux fuivis, ce premier point étoit effentiel à déterminer avant toutes chofes.

La troifième partie, qui fervira de conclufion à ce mémoire, portera fur deux points que nous regardons comme affez effentiels pour ne pas devoir être négligés. Nous devons , 1°. rendre compte de la méthode que nous avons fuivie dans nos obfervations , pour mettre à portée , non-feulement d'apprécier les effets qu'elles préfentent , mais encore de multiplier les expériences , fi l'on juge à propos de les continuer. 2°. Pour abréger le travail dans cet immenfe objet de recherches , nous avons penfé qu'il feroit avantageux d'établir des points de ralliement , & de déterminer des objets vers lefquels les obfervateurs puffent diriger leurs effais. Dans cette vue, nous recueillerons les réfultats que nos obfervations paroîtront nous offrir, & nous les comparerons avec ceux que les expériences antérieures à nos travaux pourront auffi nous préfenter.

PREMIÈRE PARTIE.

Précis hiftorique des travaux entrepris fur le Magnétifme.

ON a employé, dès la plus haute antiquité, la pierre d'aimant comme une fubftance falutaire , & fon ufage dans l'art de guérir a été adopté par un grand nombre de nations. Dès les premiers temps où les hommes ont connu cette fubftance , l'hiftoire nous apprend qu'ils lui ont attribué une action marquée fur l'économie animale. L'aimant étoit en grande faveur dans la médecine des anciens Mages, chez les Chaldéens, les Egyptiens & les Hébreux. Nous voyons que les médecins Grecs, Latins & Arabes, en ont également fait mention. Ceux de nos Auteurs qui ont écrit avant la renaiffance des lettres, parlent auffi de l'efficacité de cette fubftance. Dans l'Inde, plufieurs peuples l'ont célébrée ; & à la Chine, dont les provinces font très-fertiles en ce genre de production, le grand ufage qu'on en fait * eft dans la médecine.

* Dictionn. de Trévoux, 1752.

Cependant on a été long-temps dans la perfuafion qu'il y avoit dans l'aimant une vertu mal-faifante. C'étoit une opinion reçue dès la plus haute antiquité, que la vapeur de cette fubftance, projetée fur les charbons ardens, troubloit la tête, infpiroit la frayeur & faifoit perdre la préfence d'efprit. Suivant le rabbin *Hannafe* (2), cette propriété de l'aimant n'étoit point inconnue de fon temps aux voleurs, qui s'en fervoient pour favorifer leurs rapines. *Marbod* (3), & plufieurs autres Auteurs, ont répété cette fiction.

On a penfé auffi très-anciennement que l'aimant communiquoit au fer une vertu deftructive, & que les bleffures faites avec un fer impregné de fa vertu étoient envenimées & mortelles. Le Père *Cabée*, convaincu par fa propre expérience, traite de fable cette opinion (4) qui étoit établie du temps de *Pline* *.

* Lib. 34 *de ferro*.

Mais c'eft fur-tout l'ufage intérieur de l'aimant que l'on a regardé comme fufpect. *Sennert* (5) penfoit qu'en féjournant trop long-temps dans les entrailles il pouvoit nuire par fa nature métallique, & comme toutes les fubftances de ce genre. *Santes de Ardoynis* (6) redoutoit fa nature fèche & terreftre, qui le rendoit, fuivant lui, ennemi du cœur, contraire au foie & nuifible au cerveau. *Gilbert* (7) regardoit certaines efpèces d'aimant comme pouvant attaquer la tête par une vapeur maligne, & nuire à l'eftomac par une qualité mordicante. Les Auteurs, en beaucoup plus grand nombre, ont prononcé que cette fubftance, prife intérieurement, jetoit dans une forte de mélancolie lunatique, accompagnée des plus fâcheux accidens. Si l'on en croit une opinion rapportée par *Anfelme de Boodt* (8), l'aimant exhale comme les charbons une

---

(2) R. *Abraham Ben Hannafe*, de Lapidib. pretiofis.

(3) *Marbodæi Galli*, poetæ vetuftiffimi, de Lapidibus pretiofis Enchyridion, 1531 ; Coloniæ, 1539.

Si fur clauftra domûs fpoliis gazifque refertæ
Ingrediens prunas ardentes per loca ponat ,
Et fuprafpergat magnetis fragmina prunis ,
Mentibus everfis velut impendente ruinâ ,
Diffugient omnes in eâ quicumque manebunt ,
Et fur fecurus rapiet quæcumque libebit.

On peut confulter encore *Albert. Magn.* Opera Phyfic. tom. 2, lib. 5, de Mineralib. tract. 2, cap. 11.

Francifc. Rueus de Gemmis.

Jacob. Meydenbach, in orto Sanitatis. Moguntiæ, ann. 1491, tract. de Lapidib.

(4) Philofophia magnetica, 1629, lib. 1, cap. 1.

(5) Praxis Medica, lib. 6, part. 6, cap. 6.

(6) *Santis Ardoyni*, Pifaurenfis medici & philofoph. opus de Venenis. Bafil. 1562, cap. 22, pag. 131.

(7) *Guillelmi Gilberti* Phyfiologia nova de Magnete. Sedini, 1628, lib. 1, cap. 14.

(8) *Anfelm. Boetius de Boot*, Gemmar. & Lapid. hiftoria. Lugduni Batav. 1647, cap. 253, lib. 2, pag. 460.

vapeur fétide & mal-faifante qui trouble le cerveau, occafionne des rêves affreux, produit le vertige, l'épilepfie & l'apoplexie. Pour qu'elle produife d'auffi fâcheux effets, il fuffit même de tenir de l'aimant à la bouche. Mais donné en boiffon à la dofe de fix grains, mêlé avec la graiffe de ferpent & le fuc d'ortie, il trouble, fuivant cet auteur, l'efprit au point que ceux qui ont eu le malheur d'avaler ce funefte breuvage abandonnent leurs maifons & quittent leur patrie.

On a porté plus loin encore l'opinion des mauvais effets de l'aimant: on l'a regardé comme une fubftance (9) vraiment mortelle. *Pierre d'Apono* (10), qui vivoit vers la fin du treizième fiècle, l'a rangé dans fon Traité *de Venenis*, au nombre des poifons. (11) *Guainer*, médecin de Pavie, qui vivoit vers l'an 1440, du temps du Concile de Bafle, & *Santes de Ardoynis*, l'ont auffi placé au même rang. Nous voyons qu'à leur exemple un grand nombre d'Auteurs, tels que *Joel* (12), *Sennert* & *Foreftus* (13), fe font empreffés de multiplier les fecours contre une fubftance auffi mal-faifante. Le traitement général qu'on emploie contre les poifons a paru ne pas fuffire. L'aimant a eu fes antidotes particuliers : la poudre d'émeraude & la limaille d'or ont joui de cette (14) prérogative. Une erreur ancienne a fait joindre à ces fubftances le fuc d'ail, que toute l'antiquité a regardé (15) comme capable d'anéantir dans l'aimant toute efpèce d'action, fpécialement celle qu'il a fur le fer.

Mais quoique certains Auteurs aient penfé qu'il y avoit dans l'aimant une vertu deftructive, l'opinion contraire, qui le faifoit regarder comme une fubftance falutaire, a toujours prévalu (16). On a rejeté fur les matières étrangères dont l'aimant eft fouillé dans le fein de la terre, les mauvaifes qualités qu'on lui a attribuées. Les Anciens diftinguoient cinq ou fix efpèces de cette fubftance, parmi lefquelles il y en avoit qui étoient plus pures que d'autres. En ce genre on comptoit fur-tout les aimans * qui viennent du Levant, de la Chine & du Bengale. On a penfé même que la véritable pierre d'aimant, c'eft-à-dire celle qui poffède éminem-

* Gilbert.

---

(9) *Gilbert.* ibid. *Cabeus*, ibid. pag. 4.
(10) *Petrus de Abano*, *feu Apponenfis*, de Venenis, pag. 29, cap. 9, de Lapide Magnetis.
(11) Practica *Anton. Guainerii*, Medici Papienfis, lib. de Venenis. Parif. 1526, fol. ccxl de Magnete.
(12) *Francifc. Joelis*, Opera medica. Amftelæd. 1663, tom. 5, lib. 2 de Venenis, fect. 3.
(13) Lib. 3, obf. 8.
(14) Voyez *Pierre d'Apono*, loc. cit.

Santes de Ardoynis, ibid. *Guainer*, ibid. Mathiole Commentar. in vj. libr. Diofc. de Mat. medic. Venetiis, 1583, pag. 746.
(15) *Gilbert*. loc. cit. *Sennert*. ibid.
(16) Confultez *Paul Zacchias*, Quæftiones medico-legales, Avenione, 1655, pag. 66, lib. 2, tit. 2, quæft. 4 de Venenis; *Sennert*, loc. cit. & *Zwinger*, §. 5; *Geoffroy*, *Vogel*, Mat. medic. l'*Encyclopédie* & le *Dict. de Médecine*, au mot *Aimant*.

ment

ment la vertu d'attirer le fer, n'avoit aucunes mauvaifes qualités, au moins qu'elle ne contenoit rien de nuifible que des matières qui lui étoient légèrement adhérentes, & dont en la lavant il étoit aifé de la purifier. Ainfi l'aimant proprement dit, préparé convenablement, a paffé dans tous les temps pour une fubftance très-falutaire.

L'amour du merveilleux a même fait porter jufqu'à l'exagération les vertus qu'on lui a attribuées. La propriété d'attirer, qui diftingue d'une manière fi furprenante cette fubftance naturelle, lui a fait jouer dans les fiècles d'ignorance un grand rôle dans l'art fuperftitieux des charmes & de la magie. On la croyoit fingulièrement propre à exciter l'amour. On lui attribuoit une grande vertu (17) pour ranimer la tendreffe conjugale & rapprocher les époux défunis. Une opinion plus extraordinaire encore lui faifoit attribuer une forte d'intelligence (18) dans les myftères amoureux. Elle paffoit pour avoir la vertu de dévoiler les écarts des époufes infidèles. Les femmes adultères en redoutoient l'épreuve. Ces fables, révérées des Hébreux, ont été répétées (19) par beaucoup d'Auteurs.

C'étoit fur-tout l'aimant blanc qu'on préféroit dans les enchantemens pour infpirer l'amour. La propriété que cette efpèce d'aimant avoit de fe coller aux lèvres, & d'adhérer à la langue quand on l'en approchoit, fit penfer qu'elle avoit fur les chairs la même action (20) que l'aimant a fur le fer. De là le nom d'*aimant charnel* qu'on lui a donné, & la préférence qu'on lui a accordée dans la compofition des philtres amoureux (21). Cette propriété qui nous paroît fi vaine, fi futile, étoit établie fur des fondemens refpectables pour les peuples (22), dès la plus haute antiquité (23).

---

(17) *Marbod. Gilbert. Cabæus, Boetius.*
(18) *Athanafii Kircheri* opus de Arte magneticâ, Rom. 1641, lib. 3.

(19) *Nam qui fcire cupit fua fi fit adultera conjux,*
Suppofitum capiti lapidem ftertentis adaptet.
Mox quæ cafta manet petit amplexura maritum
Non tamen evigilans; cadit omnis adultera lecto
Tanquam pulfa manu, fubito fœtore coacta
Quem lapis emittit, celati criminis index.

Marbod. loc. cit. On trouve les mêmes idées dans les ouvrages hébreux. Voyez *R. Hannafe*, op. cit. Voyez auffi *Albert. Magn. Rueus, Meydenbach, Orpheus,* libr. de Lapidib. *Wolff* de Amuletis, cap. 2, fect. 1, pag. 374. Lipf. 1692. *Porta* Magia nat. lib. 2, cap. 21.
(20) *Hyeronim. Cardanus,* lib. 7 de Subtilit. *Albert. Magn. Mathæus Silvaticus,* in Pandectario, Lugduni, 1541, cap. 446. *Sant. Ardoyn. Evax,* in fuo Lapidario; *Encelius, Wolff, Wormius,* &c.

(21) *Andræas Cafalpinus* de Metallicis, lib. 2, cap. 55; *Cafp. Barthius,* Comm. ad Claudianum, p. 999; *Boetius.*

(22) *R. Hannafe* in opere hebraïco *Schiltehaggiborim,* id eft, *Scuta Fortium* intitulato.

(23) Ce que les auteurs ont appelé *magnes albus, magnes carneus,* eft une efpèce de pierre de couleur blanche, veinée de noir, & d'une dureté peu confidérable, connue fous le nom de *calamita alba,* que l'on trouve décrite très-anciennement. *Ariftote* en a fait

Ce n'étoit pas seulement à porter un sexe vers l'autre que se bornoit cette vertu attractive de l'aimant. On croyoit aussi cette substance propre à concilier, à ceux qui la portoient, l'estime de leurs semblables *, & à entretenir la concorde. Elle servoit de lien de communication (24) entre les amis absens. Elle donnoit de la grace, de l'éloquence : elle inspiroit du courage (25). Suivant *Arnauld de Villeneuve*, elle écartoit des femmes les mauvais esprits, & les préservoit de tout maléfice. Les Astrologues & les sectateurs de l'ancienne magie croyoient pouvoir exalter ces vertus de l'aimant par des procédés superstitieux. Nous verrons bientôt que les Alchimistes eurent dans la suite les mêmes prétentions sur cette substance. Suivant *Albert le Grand*, on la regardoit en magie comme propre à exalter l'imagination, à la remplir de visions phantastiques (26), sur-tout en la chargeant de caractères symboliques. Les Astrologues y gravoient aussi, comme le rapporte *Kircher* *, différens attributs analogues au sujet pour lequel on se proposoit de l'employer, tels que ceux de *Vénus* pour inspirer l'amour, ou d'autres empreintes mystérieuses pour concilier l'estime ou la faveur des grands.

Mais laissons-là ces propriétés merveilleuses, sur lesquelles il y a eu une tradition constante pendant plusieurs siècles. Il n'est, pour ainsi dire, aucunes vertus médicinales que l'on n'ait attribuées à l'aimant. Quelques peuples de l'Inde ont été persuadés qu'étant pris intérieurement en petite quantité, il conservoit & prolongeoit la jeunesse. A

* Encelius, loc. cit. Wolff.

* Pag. 33, 777.

---

mention, au rapport d'*Albert le Grand* & d'*Encelius*. *Wormius*, ainsi que *Paul Zacchias* & *Encelius*, l'indiquent dans *Pline*, lib. 36, cap. 16. *Paul d'Egine* paroît en avoir parlé.

Les auteurs ne s'accordent pas sur sa nature. Le plus grand nombre la rapportent aux pierres poreuses ou aux terres bolaires simples, telles que l'ostéocolle, la pierre de Samos, les terres sigillées ; ils pensent que c'est à la nature argileuse qu'elle doit sa propriété d'adhérer aux lèvres, & qu'elle n'a rien de magnétique. (Voyez *Pline*, *Benedictus Cerutus* in Musæo Calceolari, *Paul Zacchias*, *Encelius*, *Boetius*, *Wormius*, les *Dictionn. de Médecine & de Trevoux*.)

D'autres la regardent comme une espèce d'aimant. (*Cardan. lib. 7 de Subtilit.*) Elle est, suivant eux, parsemée de veines ferrugineuses & magnétiques qui lui communiquent la propriété d'agir sur le fer, & de faire mouvoir l'aiguille d'une boussole. Cette propriété qu'elle perd quand on enlève les veines métalliques, l'a fait ranger au nombre des aimans. Le *Père Cabée* & *Thomas Brown*, (*in libr. de Mineralib. & Vegetabilib.*) au rapport de *Wormius*, l'ont regardée comme une espèce très-foible. Mais *Velschius* parle d'un aimant blanc qui fut trouvé dans le cabinet d'un curieux, & qui avoit la même vertu que les meilleurs aimans. *Obs. sur la Physique*, Paris, 1726.

(24) *Wormius, Boetius, Zwinger*, §. 9. *Wolff*, cap. 4, sect. 2, pag. 665.

(25) *Marbod. Boet. Pictorius ex Gilb.*

(26) *Calamita*, seu *Magnes trahens ferrum, efficit in homine multas & malas phantasias, &c. R. Hannase* de Lapidib. pretios. *Albert. Magn. Math. Silvatic. Zwinger*, §. 8.

ce sujet *Garcie d'Horta* (27) rapporte qu'un Roi de ces contrées avoit ordonné qu'on lui préparât ses alimens dans des vases d'aimant. Tous les Auteurs ont traité de fable cette vertu, que le Père *Cabée* paroît regarder comme n'étant pas absolument dénuée de fondement. Il semble douter si les Barbares ne se formoient pas un cœur de fer, en faisant usage de l'aimant. Mais une conjecture du même Auteur, plus plausible à ce sujet, est que les Historiens qui ont ainsi parlé de l'aimant, confondoient avec l'aimant ordinaire la médecine universelle des Alchimistes, à laquelle ces derniers donnoient le même nom, & qui prolongeoit la vie au-delà du terme accoutumé. *Zwinger* adopte cette conjecture.

On a vanté sur-tout dans cette substance une efficacité marquée contre un grand nombre de maladies. Suivant *Rattray* (28), l'aimant possède la vertu de guérir du catarrhe, des hernies, de la fièvre quarte, de l'hydropisie, des maux de tête, & de fortifier la matrice. Quelques Auteurs l'ont rangé au nombre des substances stimulantes, & des médicamens propres à s'opposer à la putréfaction des viscères *. *Galien*, dans le livre de la médecine simple, vantoit sa vertu purgative, & sur-tout pour les humeurs aqueuses dans l'hydropisie (29). *Dioscoride* aussi l'a proposée, au poids de trois oboles, pour évacuer les humeurs épaisses des mélancoliques (30). Cette vertu purgative de l'aimant, & son usage dans l'hydropisie, étoient déja connus (31) du temps des Hébreux.

Ses propriétés vulnéraires ont été aussi singulièrement célébrées. *Platearius* recommandoit de le donner à l'intérieur, dans les alimens & les boissons, avec le suc de grande consoude (32) : extérieurement on l'employoit en poudre (33), dont on couvroit les blessures, ou que l'on incorporoit dans les emplâtres. *Boet de Boot* * vante sur-tout son efficacité sous cette dernière forme. L'emplâtre dont il parle guérit, dit-il, toutes sortes de blessures, & prévient les accidens qui ont coutume de les accompagner ; il purifie les plaies de ce qu'elles peuvent contenir d'inutile & de toute malignité ; il favorise la régénération des chairs. C'est sur-tout à l'aimant blanc qu'on attribuoit une

* Gilbert. Cab.
loc. cit.

* Pag. 455.

---

(27) *Garcias ab Horto* in aromat. Histor. lib. 1, cap. 47 ; *Carol. Clusius* Exoticor. lib. 7 ; *Paul Zacchias, Gilbert. Sennert. Horstius*, Dispens. medico-chim.

(28) *Silvestr. Rattray*, aditus ad Sympathiam, in Theatro sympathetico. Norimberg. 1662.

(29) *Albert Le Grand, Marb. Houllier.*

(30) *Serapion, Avicenne, Mathiole, Ettmuller, Dale.*

On peut consulter encore *Arnaula de Villeneuve, Math. Silvatic. Platearius, Mylius, Gilbert, Zwinger*, §. 3 ; *Rueus, Boetius, Wormius, Geoffroy*, Mat. médic. le *Dictionnaire de Médecine*, l'*Encyclopédie*, &c. &c.

(31) Medetur hydropisi. *R. Hannase* de Lapidib. pretios.

(32) Practica, &c. Venet. 1497, p. 202.

(33) *Marbod. Zwinger*, §. 12, 15, 16.

vertu vulnéraire très-éminente. *Cardan* assure que si l'on avoit frotté la pointe d'un stylet de fer avec cette espèce d'aimant, on pouvoit l'enfoncer dans les chairs, sans exciter aucune douleur & sans qu'il parût, après l'avoir retiré, aucune trace de blessure (34). On avoit pensé bien différemment, comme nous l'avons dit, de l'aimant ordinaire qui, suivant quelques Auteurs, communiquoit au fer une qualité délétère & destructive.

On a vanté aussi la vertu de l'aimant contre les blessures envenimées, & l'on a assigné à cette substance un rang distingué parmi les substances alexipharmaques. *Sérapion* paroît avoir parlé le premier de cette propriété (35). Si quelqu'un étoit blessé d'un fer envenimé, il recommandoit de mêler de la poudre d'aimant dans les emplâtres, ou d'en couvrir les blessures : il en faisoit prendre aussi intérieurement dans les boissons. Pris sous cette forme, l'aimant, dit-il, fait sortir le venin du corps, *per secessum*. *Matthieu Silvaticus* & *Stockerus* (36) ont copié Sérapion à ce sujet, ainsi que l'Auteur des notes ajoutées au poème de *Marbod*. On peut consulter aussi Mylius (37), qui assure d'un emplâtre magnétique dont il donne la composition, qu'il extrait des plaies toute espèce de venin. Le même Auteur attribue à un autre emplâtre, dont il parle, la propriété de guérir les blessures & morsures faites par des animaux envenimés. *Boet* dit aussi de l'aimant qu'il dompte la force du venin, si l'on en couvre les blessures. Nous voyons enfin qu'on a célébré une espèce d'aimant, sous le nom de *Magnes Venenorum*. Les Ephémérides d'Allemagne en ont fait mention (38). Ainsi l'aimant, qu'un grand nombre d'Auteurs avoient regardé comme un poison, fut vanté par d'autres comme un antidote précieux & assuré.

Les Alchimistes crurent sur-tout à ces différentes propriétés de l'aimant; &, faussement convaincus qu'il étoit en leur pouvoir de les exalter, ils épuisèrent tous les secrets de leur art sur cette substance pour lui faire subir quelques préparations. Les uns la faisoient digérer avec la limaille d'acier dans les cendres de certaines plantes, pour en extraire ensuite par l'esprit-de-vin (39), ce que Paracelse appeloit la *Manne de*

(34) *Osterman*, sect. 10, aitiolog. 8; *Paul Zacchias*, *Boetius*, *Wormius*, &c. &c.

(35) Practica *Joan. Serapionis.* Venet. 1497, cap. 394, pag. 156; *Hager Almagritos* Lapis magnes.

(36) *Joannis Stockeri* Praxis aurea, Lugduni Batav. 1634, lib. 1, cap. 19.

(37) *Joann. Daniel. Mylii*, Basilica chimica, Francof. 1618, lib. 4, cap. 18 de Magnete, pag. 376.

(38) *Dec. I, A. VI & VII, pag. 28,* Plusieurs auteurs ont parlé de cette pierre qu'ils ont aussi désignée sous le nom de *lapis serpentinus.* Ils la croyoient douée d'une espèce particulière de magnétisme, à laquelle ils rapportoient ses vertus.

39) *Mylius, Paracelse*, tom. 5, p. 16.

l'aimant, *Manna Magnetis*. D'autres étoient perfuadés qu'en l'expofant au foleil , après l'avoir calciné avec le foufre, il acquéroit de plus grandes vertus. Quelques-uns l'ont foumis à la diftillation , pour en retirer une efpèce de mercure, à laquelle ils attribuoient de grandes propriétés : on en préparoit différens magiftères. *Quercetan* recommandoit de le faire digérer trois fois dans une eau fpiritueufe diftillée (40). Enfin , *Agricola* & *Jean Faber* (41) ont décrit divers procédés, très-compliqués, pour retirer un fel, une huile & une quinteffence d'aimant.

Ainfi préparé l'aimant entroit dans un grand nombre de compofitions; & il n'en eft aucunes dans lefquelles il ne fût admis, pour les différentes propriétés que nous venons de faire voir qu'on lui avoit attribuées *. Il entroit dans la compofition de l'emplâtre & du cataplafme vulnéraires de *Faber*, dans l'emplâtre vulnéraire, tant vanté par *Boétius*. Comme fubftance irritante, il faifoit la bafe de différens emplâtres dont la vertu étoit d'attirer ; tels font les emplâtres attractifs de *Paracelfe*, recommandés dans la goutte & la manie : l'emplâtre fpécifique du même Auteur, contre la pefte, contenoit l'aimant comme fubftance alexipharmaque. Comme tel il entroit auffi dans les emplâtres auxquels *Mylius* attribuoit la vertu d'attirer le venin. *Paracelfe* attribuoit enfin à fa préparation, appelée *Manna Magnetis*, la propriété de préferver de toute corruption les parties du corps les plus effentielles.

Les différentes préparations de l'aimant étoient encore employées fous plufieurs autres formes dans un grand nombre de maladies *. On en compofoit des élixirs pour combattre le catarrhe & faire couler la pituite, une mixture contre les vers, différens remèdes pour les yeux, (42) des trochifques contre les maladies que *Paracelfe* attribuoit à la diffolution. *Faber* attribuoit à fa quinteffence d'aimant une propriété merveilleufe pour arrêter le fang dans les hémorragies. Il vantoit auffi, pour le même fujet, une poudre magnétique, qu'il faifoit prendre intérieurement comme le fafran de mars aftringent.

Dans certaines compofitions l'aimant entroit pour agir par plufieurs de ces propriétés réunies. Ainfi l'emplâtre flyptique de *Crollius* (43) étoit vanté pour fes vertus vulnéraire, anti-putride, alexipharmaque

* Mylius.

* Mylius.

---

(40) *Mylius, Zwelfer*, Pharm. Auguft. reform. pag. 414, Norimb. 1675.
(41) *Johan. Agricol.* Chirurgiæ Parvæ, tract. 2.
Petr. Johan. Faber, Myrothecii Spagyric. lib. 3 , cap. 20.
Zwinger, §. 7, 16, 17.

Pharmacop. de *Schroder*, commentée par *Ettmuller*, Lyon, 1698, tom. 2 , chap. 8 , art. 12, pag. 339.
(42) *Rueus*, loc. cit. lib. 2, cap. 24; *Zwinger*, §. 11.
(43) *Mylius*, op. cit. p. 387; *Lemery*, Pharmac. pag. 815.

& ftimulante ou maturative. On le recommandoit contre un grand
nombre de maladies, contre les écrouelles, l'éryfipèle, les cancers,
les fiftules, les hernies, l'enflure de la tête, & certaines affections de
la peau. De même le fel d'aimant, préparé par *Agricola* (44), étoit
recommandé comme vulnéraire, aftringent & balfamique. Employé
extérieurement, il s'oppofoit aux hémorragies des plaies, à la chûte
des cheveux. Son ufage à l'intérieur étoit bon pour arrêter & combattre les diarrhées. Le même Auteur a parlé d'une autre compofition,
mais d'une moindre vertu.

Des nombreufes propriétés accordées à l'aimant, & que nous venons
d'expofer, les unes femblent avoir quelque fondement dans la nature
même de cette fubftance, puifqu'on peut, comme nous le verrons
bientôt, les rapporter à fa nature ferrugineufe ; mais fous ce rapport
elles font évidemment exagérées, & l'on ne voit pas en quoi leurs
effets pourroient répondre aux préparations fi laborieufes dont elles
ont été l'occafion : les autres propriétés font évidemment vagues ou
indéterminées, & il feroit difficile d'en trouver la raifon dans la nature
des principes qui entrent dans la compofition de l'aimant. Il n'en eft
pas de même des propriétés fuivantes.

Les Anciens reconnoiffoient à l'aimant les mêmes vertus qu'à la pierre
hématite. *Galien* dit expreffément dans le livre des vertus des remèdes fimples, que la pierre d'aimant a les mêmes propriétés. *Diofco-*
ride (45) la compare également à cette dernière, pour laquelle il dit
qu'on la vendoit quand elle étoit calcinée. On employoit ainfi la pierre
d'aimant comme fubftance ferrugineufe, tant extérieurement que
pour l'ufage intérieur. *Avicenne* (46) la regardoit comme un remède
fouverain dans les affections de la rate. *Serapion* (47) la rangeoit parmi
les fubftances d'une nature très-sèche. *Platearius* la comptoit au nombre des médicamens qui ont la vertu d'atténuer au troifième degré.
Il la croyoit auffi convenable aux perfonnes qui ont la rate attaquée,
par fa vertu d'attirer le phlegme & la mélancolie. Suivant *Pline* (48) on
employoit les différentes efpèces d'aimant pour les maladies des yeux.
Calciné & réduit en poudre, on s'en fervoit pour les brûlures. *Paul*
d'Egine (49) attribuoit à l'aimant d'Arabie, qu'il difoit être femblable à l'ivoire, la vertu de déterger & de deffécher. L'aimant calciné

---

(44) *Zwinger*, §. 16, 17.

(45) Lib. V, Mat. med. cap. 148.
Voyez auffi *Boëtius*, *Wormius*, &c.

(46) *Kircher*, lib. 3, part. 7, *Mag-*
netifm. medicinalium.

(47) Practica Joânn. Serapiônis. Venetiis, 1497, pag. 156, cap. 394.—
Voyez auffi *Santes de Ardoynis*, &c.

(48) Hift. Nat. tom. 2, lib. 36, cap.
25, p. 747. Voy. auffi *Encelius*, *Marbod.*

(49) Opus de Re medic. Parif. 1532,
lib. 7, pag. 41, art. *Lapides*.

devient, fuivant *Avicenne* (50), femblable à la pierre hématite. Il agit comme déterfif pour mondifier les ulcères.

On doit remarquer que ces dernières qualités font les mêmes que les Auteurs Arabes ont attribuées au *diamant*, *lapis adamas*, qu'ils ont défigné fous le nom de *hager fubedhig*, & avec lequel nous verrons par la fuite que l'on a confondu la pierre d'aimant, en lui attribuant une nature ferrugineufe. Si nous lifons ce que *Serapion* (51) & *Encelius* (52) ont dit du *diamant*, nous verrons qu'ils lui attribuent la vertu de déterger puiffamment & de mondifier, ainfi que d'être fec à un trèshaut degré. *Serapion* va plus loin, il dit qu'il y en avoit qui brûloient la pierre d'aimant, & qui s'en fervoient comme du diamant ; car, ajoute-t-il, fes vertus font les mêmes. *Matthieu Silvaticus* copie *Serapion* en cet endroit. *Mylius* dit auffi que l'aimant a les mêmes vertus que le *diamant* (53). Mais quoi qu'il en foit de cet objet, il eft certain que les Anciens faifoient un grand ufage de l'aimant, & qu'ils s'en fervoient dans les mêmes intentions (54) pour lefquelles nous employons l'un de nos plus précieux médicamens, le fer & fes nombreufes préparations.

Les Modernes n'ont fait aucune difficulté de reconnoître dans la pierre d'aimant ces différentes propriétés qui lui font attribuées comme fubftance ferrugineufe. Ainfi on a regardé affez volontiers l'aimant comme une fubftance propre à fortifier les vifcères, à s'oppofer aux diarrhées, à remédier aux hémorragies (55). Tous les Auteurs lui ont reconnu une vertu aftringente & propre à arrêter le fang (56), fur-tout étant calciné. *Zwinger* s'en eft fervi avec fuccès pour combattre un écoulement involontaire des urines dans une jeune fille. Il eft facile de s'affurer que l'on a dans tous les temps employé le fer contre ces différentes affections. Quant à l'ufage extérieur, nous voyons auffi qu'on n'a point contefté à l'aimant la vertu de deffécher, de refferrer & de raffermir (57). On le regarde comme propre à faire cicatrifer les plaies (58). C'eft pour fa nature aftringente qu'on le conferve dans un grand nombre d'emplâtres, où les Auteurs des derniers fiècles l'avoient fait entrer

---

(50) Lib. canon. Venet. 1582, lib. 2, pag. 147.

(51) Op. cit. pag. 156, Hager Sumbedig.

(52) Cap. 10, pag. 177 de Adamante. *Evax* in Lapidar. &c.

(53) *Bafil. chim.* loc. cit. Voyez auffi *Pandect. medic.* cap. 446.

(54) *Vogel*, Mat. médic. pag. 403, *magnes*.

(55) *Gilbert*, *Zwinger*, §. 6.

(56) *Boetius*, *Wormius*, *Zwinger*, §. 6 ; *Schroder*, Pharmacop. tom. 2, chap. 8, art. 12 ; *Dale*, Pharmacologia, lib. 1, fect. 5, §. 11, Londin. 1710, in-8. p. 65 ; *Dictionn. de Méd. Geoffroy*, Mat. médic.

(57) *Zwinger*, §. 14 ; *Geoffroy*, Mat. méd. tom. 1, pag. 351.

(58) *Gilb. Mylius, Zwinger*, §. 12, 15.

fous un autre rapport ; tels font l'*emplâtre Divin*, l'*emplâtre noir*, l'*emplâtre de la main de Dieu*, l'*emplâtre ſtyptique de Charas* (59). En un mot, c'eſt à raiſon de la nature qui lui eſt commune avec le fer, le ſafran de mars & la pierre hématite (60), qu'on en fait encore quelque uſage dans certaines préparations.

Outre les propriétés communes à la pierre d'aimant avec toutes les ſubſtances de nature ferrugineuſe, on lui en a attribué un grand nombre d'autres comme ſubſtance magnétique agiſſant ſur le fer. Sous ce rapport, nous voyons qu'on l'a employé pour l'uſage intérieur.

Avant *Dioſcoride* il paroît qu'on ne faiſoit point uſage du fer en Médecine, au moins intérieurement. Nous voyons même dans des temps beaucoup poſtérieurs, qu'on le regardoit comme ayant des qualités délétères. Soit que les Anciens n'employaſſent qu'un fer impur, & que l'art de l'adoucir, de le purifier leur fût inconnu ; ſoit auſſi qu'ils le preſcriviſſent en trop grande quantité, ſon uſage à l'intérieur paſſoit pour occaſionner de grands accidens.

Avicenne (61) a décrit les ſymptômes fâcheux que l'on attribuoit de ſon temps à cette cauſe ; & pour en prévenir les ſuites, il recommandoit, comme un antidote aſſuré, la pierre d'aimant, à la doſe d'une drachme dans le vin, ou dans le ſuc de bette & de mercuriale. On étoit alors dans la perſuaſion qu'en donnant cette ſubſtance à l'intérieur elle s'uniſſoit au fer dans les premières voies, & qu'elle corrigeoit ſes mauvaiſes qualités, en même temps qu'elle ſervoit à l'entraîner au-dehors. Ainſi l'on vantoit comme un contre-poiſon du fer une ſubſtance beaucoup moins pure, & dont par cette raiſon un grand nombre d'Auteurs avoient penſé qu'on devoit proſcrire l'uſage à l'intérieur.

On a fait extérieurement un bien plus grand uſage encore de l'aimant, comme ſubſtance magnétique agiſſant ſur le fer. Cette action de l'aimant a donné naiſſance à pluſieurs procédés fameux, dont on a vu la Chirurgie s'empreſſer de s'enrichir. Nous en avons une preuve dans les emplâtres appelés *magnétiques*, c'eſt-à-dire dans leſquels on faiſoit entrer la pierre d'aimant pulvériſée. On n'attribuoit pas moins à ces emplâtres que la vertu de guérir les hernies en banniſſant toute opération. *Kircher* (62) rapporte que de ſon temps on vantoit en Hollande la méthode ſuivante, pour obtenir dans tous les cas la réduc-

---

(59) *Kircher*, pag. 788 ; *Ettmuller*, Comm. ſur la Pharmac. de Schroder ; *Horſtius*, Diſpenſat. medico-chym. *Codex Pariſ.* edit. 5ª. 1758 ; *Geoffroy*, Mat. méd. *Lemery*, Pharmac.

(60) *Ettmuller*, ibid. *Zwinger*, §. 6, 13.

(61) *Plempius* in *Avicenn.* lib. 4, ſen 6, tract. 1, pag. 491. Lovan. 1658.

Serapion. op. cit. *Guainerius*, fol. 239 ; *Math. Silvatic. Sant. Ardoyn. Mathiol*, pag. 746 ; *Gilbert*, lib. 1, cap. 15.

(62) Op. cit. pag. 785.

tion

tion des parties déplacées. Après avoir fait avaler au malade de la limaille
de fer bien atténuée, on appliquoit fur le lieu de la hernie un emplâtre de poudre d'aimant, incorporée dans la pulpe de grande confoude;
& dans l'efpace de huit jours, pendant lefquels le malade devoit refter conftamment couché dans une fituation convenable, les partifans
de cette méthode fe vantoient de procurer une parfaite guérifon. On
trouve dans plufieurs Auteurs (63) cette méthode expofée & vantée
par le plus grand nombre ; mais en la rapportant, quelques-uns indiquent un ufage abfolument contraire du fer & de l'aimant. C'eft à l'intérieur qu'ils prefcrivent de faire prendre l'aimant en poudre, & l'on
applique extérieurement la limaille de fer, dont on couvre le lieu de
la hernie, après l'avoir frotté de miel. *Ambroife Paré* (64) rapporte,
fur la foi d'un Chirurgien, que plufieurs malades avoient été guéris
de cette manière. Quoi qu'il en foit du véritable procédé de cette
méthode, dans laquelle l'aimant n'a plus de vertu attractive, & ne
peut agir que par fa nature aftringente, c'étoit à fon action fur le
fer, qu'on attribuoit les vertus merveilleufes qu'on accordoit aux emplâtres magnétiques dans ce cas. On étoit perfuadé que le fer & l'aimant fe raffembloient vers le lieu de la hernie, & que, par l'effort
avec lequel ces deux matières tendoient à s'unir à travers les tégumens,
les parties divifées ou relâchées étoient preffées, refferrées & mainte-
nues dans l'état de rapprochement le plus favorable à la confolida-
tion.

Un fait extraordinaire, dont *Ofwald Crollius* a rapporté l'hiftoire (65),
accrédita fingulièrement, vers le feizième fiècle, l'ufage des emplâtres magnétiques. Un payfan des environs de Prague en Bohême,
qui fe faifoit un amufement de s'enfoncer un couteau dans la gorge,
& qui fe diftinguoit par fa dextérité fingulière à l'en retirer, eut le
malheur de le pouffer trop profondément. Le couteau fe précipita
dans l'eftomac, & après y être refté plus de fept femaines, on ne
put le retirer qu'à la faveur d'une incifion qu'on fit aux tégumens
& à ce vifcère. Un fait pareil eut lieu en Pruffe, au mois de mai
de l'année 1635. *Becher* nous en a confervé les détails dans une

---

* (63) *Ettmuller*, Pharm. de Schroder;
Sueickardus, lib. de Arte magneticâ,
pag. 54; *Zwinger*, §. 14; *Dale*, Phar-
macol. *Hoffmann*. Dict. de Méd. &c.
  (64) Chirurg. édit. franç. liv. 8,
chap. 15, pag. 232. *Joan. Rodolph. Camerarius*, cent. 4, §. 77. Tubing. 1683.
Plempius, tom. 1, Canon. med. lib. 2,
tract. 2, pag. 195. *Sennert*, de confenf.

& diffenf. chimic. cap. 18, pag. 262.
Stockerus, libro 1, capite 19. *Zwinger*,
§. 14.
  (65) In præfat. admonit. Bafilicæ
chimic. *Gafpare a Reies Franco*, Elyfius
jucundar. quæftion. Campus. Bruxell.
1661, pag. 697. *Ephem. German.* D. 2,
A. 8, pag. 399, obf. 167. *Kircher*, pag.
785; *Zwinger*, §. 13.

C

petite diſſertation intitulée *Hiſtoria Cultrivori*. Dans ces deux cas on eut recours aux emplâtres magnétiques, qui parurent attirer la pointe du couteau vers les tégumens, & qui ſervirent de la ſorte à déterminer l’opération, en indiquant le lieu où l’inciſion devoit être pratiquée. Ces deux cures extraordinaires donnèrent lieu dans le temps à de grandes & vives diſcuſſions ; les partiſans des emplâtres magnétiques attribuant à la vertu attraƈtive de l’aimant un ſuccès qu’avec plus de raiſon d’autres attribuoient au haſard, au moins aux efforts de la nature, ou bien aux ſubſtances aƈtives & ſtimulantes avec leſquelles l’aimant étoit incorporé.

Dans le même temps, & par une ſuite des mêmes préjugés, on reconnut aux emplâtres magnétiques une grande efficacité dans le traitement des plaies, pour extraire le fer qui pouvoit s’y être engagé. *Platearius*, dans l’édition de ſes Œuvres, en 1497, & l’éditeur de *Marbod*, en 1539, en font déja mention. Cette propriété de l’aimant prit dans la ſuite une grande faveur. *Kircher* (66) rapporte que de ſon temps les Médecins étoient perſuadés qu’on ne pouvoit rien attirer avec les emplâtres, ſi l’on n’y faiſoit entrer l’aimant. Les Alchimiſtes donnèrent ſur-tout beaucoup de crédit à cette manière de l’employer ; ils ſe vantoient de pouvoir augmenter conſidérablement ſon aƈtion par certains procédés. *Paracelſe* (67) avoit annoncé une préparation particulière, propre à donner à l’aimant aſſez de force pour attirer, étant mis en emplâtre, un fer de flèche engagé dans une bleſſure. L’aimant devint ainſi la baſe d’un grand nombre d’emplâtres (68). Le plus fameux de tous, l’emplâtre Opodeldoch, dont on trouve la compoſition dans la Pharmacopée de *Zwelfer* (69), étoit ſur-tout recommandé pour ſon efficacité en pareil cas.

On ne conçoit pas comment la vogue de ces emplâtres put ſubſiſter auſſi long-temps, & comment on ne s’apperçut pas que l’aimant ne devoit avoir aucune aƈtion pour attirer, l’agrégation de ſes parties étant détruite, les pôles de ſes molécules étant dans la plus grande confuſion, les molécules elles-mêmes étant enveloppées par des corps gras : ajoutons que le fer engagé dans une plaie devoit plutôt attirer la poudre d’aimant, que d’être extrait par elle des bleſſures, ce qui les auroit irritées ; ajoutons encore que les partiſans des emplâtres magnétiques leur attribuoient la propriété d’extraire des plaies toutes les

---

(66) Pag. 787. Conſultez auſſi *Wormius*, *Zwinger*, §. 12 ; *Diƈt. de Trévoux*.

(67) Lib. 7, pag. 235 de tranſmutat. rer. natural. *Kircher*, pag. 788, cap. 2 ; *Boetius*, pag. 455, cap. 252 ; *Mylius*, &c.

(68) *Mylius*, *Zwinger*, §. 12 ; *Lemery*, Pharmac.

(69) Pharmacop. Auguſtan. reform. *Boetius*, *Wormius*, *Helmontius* de magneticâ vulnerum curatione, pag. 9.

matières étrangères qui y étoient contenues , de quelque nature
qu'elles puffent être (70), telles que des fragmens de bois, des
efquilles d'os, des lambeaux d'habits, des pailles. Cette vertu attractive des emplâtres étoit donc plutôt une propriété imaginaire, qu'un
effet de la vertu magnétique de l'aimant. On doit remarquer auffi que
le fer engagé dans les bleffures eft pour l'ordinaire hors de la fphère d'activité de l'aimant, qu'il eft trop adhérent, trop embarraffé dans les chairs,
pour que l'aimant, en fuppofant qu'il conferve encore dans les emplâtres la force d'attirer, puiffe produire fon effet, parce qu'au moins
cette force eft bien affoiblie.

Il eft vrai cependant que *Paracelfe* (71), convaincu que l'aimant
pulvérifé perd fa vertu, avoit annoncé une préparation qui devoit
lui conferver cette propriété après la pulvérifation. Mais ce procédé
qui confifte à calciner l'aimant, non-feulement eft inutile ; il eft
encore nuifible, puifque l'ignition fait perdre à l'aimant fes vertus. On
doit en dire autant du fer & de plufieurs de fes préparations, que
quelques-uns ont fait entrer dans les procédés propres à augmenter
la vertu de l'aimant, comme s'il n'eût pas dû détruire fon action au
dehors, bien loin de fervir à l'augmenter. Ces raifons ont eu le fuf-
frage du plus grand nombre des Auteurs (72). Ils ont regardé l'aimant comme ne pouvant agir dans les emplâtres que par fa nature
aftringente ; & dès-lors comme devant être plutôt nuifible qu'utile
dans le traitement des bleffures, en fermant & cicatrifant les plaies,
& s'oppofant à l'extraction ou à la fortie du fer qu'elles pourroient
contenir.

Ces vérités bien appréciées, fur-tout depuis le règne de la phyfique, ont fait retirer des avantages réels de l'action de l'aimant fur
le fer, en rectifiant la manière de l'employer. On s'eft fervi de l'aimant
en maffe, foit de la pierre d'aimant naturelle, foit des barreaux de fer
aimanté ; & l'on a pu, par fon fecours, extraire en certains cas des parcelles de fer qui nuifoient par leur préfence dans des parties très-fenfibles ou fort délicates. *Morgagni* (73) s'en eft fervi avec fuccès, pour
extraire de l'œil d'un malade une parcelle de fer qui s'étoit engagée dans la

---

(70) *Paracelf.* tom. 6, lib. 1 de præpa-
rationib. pag. 183. *Boetius*, &c. *Wormius*, &c. *Mylius*, emplaftrum Quer-
cetani attrahens optimum. Emplaftrum
ad extrahendum ferrum, fpinas, offa,
Dom. Fabri, &c. *Zwinger*, §. 13.
   (71) Ibid. de præparat. *Mylius.*
   (72) *Kircher*, pag. 787, & part. 2,
lib. 1, theor. 15. *Gilbert*, in Magnetol.

Cabæus, Ephémér. d'Allemag. D. 2, A. 8,
p. 399. *Ettmuller*, ibid. *Zwinger*, §. 12,
13, 14, 15. *Joh. Zwelfer*, ibid. claff. 18 de
Empl. opodelt. *Rohault*, Phyf. pag. 3,
cap. 8, §. 62. *Gnilius*, Thef. de Magnete.
Argentorati, 1761.
   (73) De fedib. & cauf. morb. epift.
13, art. 21, 22. Patav. 1765.

cornée. Avant lui *Fabrice de Hilden* & *Kerckringius* (74) avoient employé l'aimant dans des cas à peu près pareils & d'une manière aussi avantageuse. On ne connoît pas la véritable origine de cette méthode. Le premier de ces deux Auteurs avoue qu'il tenoit d'un Charlatan la connoissance de ce moyen. L'autre dit qu'il fut porté à l'employer par l'avis de sa femme, qui lui suggéra cette idée. Quoi qu'il en soit, cette méthode a été employée & accueillie. *Camerarius* (75) & *Stockerus* en ont fait mention. On trouve dans la *Médecine moderne* (76) un nouvel exemple de son utilité.

Telles font les principales propriétés que l'on avoit, depuis la plus haute antiquité, préconisées dans l'aimant : voyons quel en avoit été le résultat. Dès que la faine philosophie eut éclairé les esprits, on fut bientôt désabusé des idées fabuleuses que la superstition des premiers siècles avoit attachées à l'aimant. Il en fut de même des vertus imaginaires que les Alchymistes s'étoient empressés dans la suite de lui attribuer. Dépouillé ainsi de tout le merveilleux & rappelé aux seules vertus médicinales, fondées réellement dans la nature connue, ou dans les propriétés sensibles de cette substance, on n'envisagea plus dans l'aimant d'autre efficacité que celle qui pouvoit dépendre de sa nature ferrugineuse, ou qu'il pouvoit avoir comme substance douée de la propriété d'agir sur le fer. L'aimant ne prit pas une grande faveur sous aucun de ces rapports. Comme substance ferrugineuse, il fut bientôt remplacé avec avantage par le fer & ses nombreuses préparations, & son usage fut absolument abandonné. Comme substance magnétique, son utilité fut bien bornée. La préparation qu'on faisoit subir à l'aimant pour l'incorporer, étant reconnue capable de détruire son action attractive, les emplâtres & les compositions dans lesquelles on le faisoit entrer pour attirer, furent également décrédités & bannis : toute l'utilité qu'on put tirer de son action sur le fer, se réduisit donc à l'usage qu'on en a fait en masse, suivant le procédé de *Morgagni*. Mais les occasions de l'employer ainsi étant très-rares, & les circonstances propres à assurer son action, difficiles à réunir, cette méthode d'appliquer l'aimant ne put l'élever au rang des moyens d'une utilité bien frappante, & des remèdes particulièrement recommandables.

Ainsi l'aimant étoit relégué parmi tant de substances tombées dans l'oubli & négligées en médecine, après y avoir joué un grand rôle, lorsqu'un nouvel ordre de propriétés fixa plus particulièrement que jamais l'attention générale sur cette substance tant de fois préconisée

---

(74) *Obs. chirurg.* cent. 5, obs. 21; *Spicileg. anatom.* obs. 44.

(75) *Silloges medic. arcanor.* Tub. 1683. Cent. 8, §. 32, pag. 565.

(76) Chap. 19 de l'Aimant, édition de Paris, 1777. Voyez aussi *Traité sur les maladies des yeux.* Lyon, 1769.

pour des vertus merveilleufes qu'elle n'avoit pas. Au commencement
du fiècle , l'expérience apprit aux phyficiens que l'électricité devoit être
rangée au nombre des plus précieufes reffources de la matière médicale.
Quand à cette époque , une obfervation très-ancienne & multipliée n'eût
pas fait entrevoir qu'on pouvoit tirer de l'aimant une utilité non moins
réelle, l'analogie auroit fuffi feule pour mettre fur la voie de la découverte. Tout le monde tourna donc fes regards vers le magnétifme. La
nature offroit d'elle-même dans la pierre d'aimant les moyens de faifir
le fluide magnétique, comme la phyfique en avoit fourni de très-in-
génieux & de très-puiffans pour fixer le principe de l'électricité : on
profita de cette reffource ; & rien ne s'oppofant ainfi aux effais que l'on
méditoit , on s'empreffa de confidérer les effets de l'aimant appliqué
au corps humain , fous la forme de topique ou d'amulette.

Cette méthode d'employer l'aimant n'eft point une découverte
moderne : on en trouve des traces diftinctes dans la plus haute antiquité. On ne peut douter qu'elle n'ait pris naiffance chez les premières
nations de la terre, & que l'ancienne magie n'ait été fon berceau. Dans
ces temps reculés, on attribuoit à un grand nombre de fubftances, appliquées feulement à l'extérieur, une efficacité marquée fur le corps
humain. Outre l'influence la plus merveilleufe fur les affections morales , on reconnoiffoit à ces fortes d'applications les propriétés médicinales les plus efficaces, pour changer le corps dans fa conftitution phyfique. Entre mille exemples qu'on en pourroit citer , on en verra la
preuve dans ce que nous dirons de la *pierre adamas*. Nous en
avons un exemple plus frappant encore dans la *pierre d'aigle* , *lapis
ætites*. Non-feulement on lui attribuoit , fuivant *Marbod* (77) , la propriété de dévoiler les traîtres , de rendre victorieux ceux qui la portoient , de les faire aimer , de les combler de richeffes , de faveur , &
de les porter à la fobriété ; on la regardoit encore comme propre à
conferver les enfans fains & faufs , à prévenir les rechutes des épileptiques ,
à s'oppofer à l'avortement. On ne peut douter que ce ne foit dans cette
fuperftitieufe attribution de vertus, qu'a pris naiffance la méthode
qui s'eft propagée jufqu'au commencement de ce fiècle, de l'appliquer extérieurement aux femmes groffes ou en travail, pour hâter ou
retarder l'accouchement.

C'eft de même de cette fource antique que l'ufage de l'aimant en amulette paroît avoir tiré fon origine. Dans les tems où l'on faifoit un grand
cas des fubftances de ce genre, c'étoit fur - tout par les fignes extérieurs ou apparens qui caractérifoient les différens corps naturels, qu'on

---

(77) De Lapidib. pretiof. Enchyri- | *Wolff* de Amuletis, pp. 31, 41, 124,
dion, 1531. *Ætites*, cap. 27, pag. 47. | 185, 240, 266.

jugeoit de leurs propriétés cachées. Ainsi la *pierre d'aigle* contenant une autre pierre d'un plus petit volume, renfermée & comme flottant dans son sein, on la crut propre à dévoiler les traîtres, & convenable pour les maladies des femmes enceintes, & elle fut placée parmi les amulettes. L'aimant, d'après ces idées, dut frapper trop vivement l'attention par ses effets sensibles, pour n'être pas admis au premier rang dans cet ordre de substances. Aussi voyons-nous qu'on le compta au nombre des amulettes les plus précieux, & qu'on lui attribua les propriétes les plus extraordinaires.

Nous ne rappellerons pas ici, pour le prouver, les usages fabuleux que les anciens en ont fait, pour exciter dans l'homme différentes affections de l'ame ; usages sur lesquels nous avons dit que *Marbod*, poète françois, qui vécut avant l'an 1200, avoit renouvelé, dans son poème sur les pierres, toutes les idées superstitieuses de l'antiquité. Outre la propriété qu'on accordoit à l'aimant appliqué extérieurement, comme à la *pierre d'aigle*, d'agir sur le moral, on lui attribuoit aussi la vertu de changer l'état du corps, & d'influer sur ses affections physiques, par une action vraiment médicinale. Nous en avons la preuve dans l'usage que les Egyptiens ont fait de la pierre d'aimant, dans la préparation de leurs amulettes prophylactiques. *Kircher* (78) rapporte à ce sujet un témoignage historique dont on ne peut suspecter l'authenticité. Ainsi cette méthode d'employer l'aimant, dont nous recherchons ici l'origine, & que tant d'auteurs semblent regarder comme nouvelle, remonte à l'antiquité la plus reculée, & l'on ne peut douter au moins, qu'elle n'ait été en faveur dans les anciennes coutumes des Egyptiens.

Quoique les Grecs eussent puisé chez ce peuple les premiers élémens de leurs connoissances, cependant leurs plus anciens auteurs ne font aucune mention des vertus de l'aimant employé en topique (79). Les auteurs latins, tels que *Celse* & *Pline*, ne paroissent pas l'avoir connu ; *Galien* même ne l'a pas indiqué.

Le premier Auteur Grec qui paroit en faire une mention expresse,

---

(78) Lib. 1, part. 1, cap. 5, p. 22. *Certè magnetem quoque ad περιαπλα sive amuleta prophylactica Ægyptios veteres adhibuisse Hieroglyphicus ille Heliocantharus seu scarabæus, quem non ita pridem* Joannes Gravius *Anglus ex Ægypto secum attulit, ex vivacissimo magnete effigiatus, satis superque testatur.*

(79) Aristote, seulement en parlant de l'aimant blanc, rapporte quelques détails qui sont relatifs à notre objet. *Idem dicit Aristoteles, quòd species magnetis sunt valdè diversæ.... & quædam trahit carnes humanas, & dicitur ridere homo cùm a tali trahitur magnete, & manere apud ipsum donec moritur, si valdè magnus est lapis.* &c. &c.

Albert. Magn. Oper. phys. tract. 3, cap. 6, pag. 243, *de ligaturis & suspensionib. lapid.*

eſt *Aetius d'Amida* (80), qui vécut vers le cinquième ſiècle. Le caractère de cet auteur eſt une nouvelle preuve que la méthode d'appliquer l'aimant en topique, a pris ſa ſource dans les anciennes coutumes de l'Egypte. On ſait qu'*Aetius* aimoit beaucoup les applications des remèdes externes. Il a donné des remarques ſur les charmes
& les amulettes qui étoient en ſi grande vogue chez les Egyptiens.
On le regarde même comme le premier médecin grec depuis l'ère
chrétienne, qui parle de ces amulettes. Ne ſeroit-il donc pas naturel,
ſur-tout ſi le ſilence de tous ſes prédéceſſeurs étoit bien conſtaté, de
penſer qu'il auroit pris ce qu'il rapporte ſur l'aimant, dans une ſource
où il paroît avoir puiſé le premier ? Ajoutons qu'*Aetius* rapporte ce
qu'il dit ſur cet objet, comme une tradition : *Tradunt*, &c. Elle appre-
noit que les goutteux tourmentés de douleurs, ſoit aux mains, ſoit
aux pieds, s'en trouvoient délivrés en tenant à la main une pierre
d'aimant, & que cette ſubſtance étoit également utile dans les convulſions.

Après *Aetius*, nous trouvons pluſieurs auteurs qui font mention de
cette manière d'employer l'aimant extérieurement. *Alexandre de
Tralles* (81) aſſure qu'elle guérit les douleurs des articulations, en la
portant ſur ſoi. Parmi les Arabes, *Hali Abbas* * veut qu'elle remédie   * *Zwinger*, §. 11.
aux douleurs des pieds & aux ſpaſmes, étant ſuſpendue au cou, ou
tenue à la main. Suivant *Marcel l'Empirique* (82), philoſophe françois
& médecin de Bordeaux, qui vécut ſous les Empereurs Gratien &
Théodoſe, vers l'an 388, elle calme les douleurs de tête, étant attachée au cou, ou à quelque partie qui en ſoit voiſine.

Doit-on ajouter à ces autorités, ce que *Marbod* rapporte dans un
chapitre particulier, ſur la pierre qu'il déſigne par le mot *Adamas* ?
On en diſtingue, dit-il, quatre eſpèces, dont la dernière eſt fournie par
une mine ferrugineuſe ; elle a de commun avec les autres, la propriété d'attirer le fer. Cette ſubſtance, ſuivant *Marbod* & *Albert-le-
Grand* (83), eſt d'un grand ſecours dans la magie. Attachée au bras
gauche, elle diſſipe les ſonges, les rêves & les vains fantômes de la
nuit ; elle chaſſe le venin, guérit de la folie, appaiſe les querelles &
diſſipe les ennemis. Elle procure ſur-tout à ceux qui la portent,
l'avantage de les rendre invincibles par ſon admirable vertu.

Ces paſſages dont nous trouvons la confirmation dans le grand nombre d'auteurs qui, à l'exemple de *Marbod*, ont écrit ſur les pierres

---

(80) Lib. 2, Tetrabl. cap. 25.   *unus*, cap. 1, pag. 35. Baſil. 1536.
(81) Lib. 11, pag. 526. Edit. de   (83) *Marbod*. Adamas, cap. 1, p. 7.
Strasbourg, 1549.   *Albert. Magn.* tract. 1, cap. 1, p. 227,
(82) *De Medicam. empiricis, liber*   Adamas.

dans les derniers siècles, ces passages, dis-je, méritent, dans l'histoire de l'aimant, une discussion particulière qui ne peut être déplacée ici. En considérant ce que les anciens ont dit de la pierre *adamas*, il ne paroît pas qu'ils entendissent le diamant, au moins le diamant seul, tel que nous le connoissons. Ce mot désignoit pour eux un genre, plutôt qu'une espèce, auquel ils rapportoient plusieurs pierres de nature très-différente, mais qu'ils croyoient pourvues des mêmes vertus. *Encelius*, parmi plusieurs auteurs, nous en offre sur-tout la preuve (84). Parmi ces différentes espèces de pierre, on ne peut guères douter que les anciens n'aient confondu la pierre d'aimant, telle qu'on l'a connue dans ces temps peu recommandables par l'exactitude des connoissances & des écrivains. Premièrement, nous voyons qu'on s'est servi du mot *adamas* pour désigner l'aimant : c'est delà que nous avons emprunté ce terme dans notre langue. Ménage le dérive de *adamante*, ablatif de *adamas* dont on a usé, dit-il, en cette signification. Il rapporte en preuves plusieurs autorités (85). Le dictionnaire de Trévoux approuve cette étymologie. Guichard va plus loin ; il prétend que *adamas* signifie proprement la pierre d'aimant, & qu'elle a été ainsi appelée du mot hébreu *adam*, qui signifie *rouge*, parce qu'en effet il y en a une espèce de rougeâtre. L'aimant a donc été aussi connu sous le nom d'*adamas* qui lui étoit commun avec le *diamant*.

Ajoutons que l'*adamas* des anciens avoit, quant aux propriétés physiques, à la nature, à l'origine qu'ils lui attribuoient, la plus grande analogie avec l'aimant. Ainsi, dit *Albert-le-Grand*, on regardoit le fer comme la matrice dans laquelle se formoit cette pierre. Ainsi, suivant *Marbod*, la dernière de ses quatre espèces se trouvoit dans une mine ferrugineuse, & de même que toutes les autres, elle avoit la propriété d'attirer le fer. A ce sujet on doit bien remarquer que les auteurs (86) la désignoient particulièrement comme ayant l'aspect ou le brillant métallique du fer, & qu'ils lui ont donné le nom de *sideritis ;* dénomination que les Grecs ont aussi donnée à la pierre d'aimant, soit à cause de son action sur le fer, ou de sa nature ferrugineuse, soit à raison de son origine.

---

(84) *3ª. Species, cyprius vergens ad colorem æreum efficacissimus in medelis. 4ᵉ. Species, sideritis ferrei splendoris, pondere reliquos antecellens : sed naturâ his dissimilis.... Hi duo postremi sunt degeneres & nominis tantùm habent autoritatem.* De Lapid. & Gemm. lib. 3, cap. 10, pag. 178.

(85) *Acta SS. april.* tom. 1, pag. 19. *La Vie de S. Valric*, chap. 2. Voyez aussi les Mém. de l'Acad. de Dijon, tom. 2, pag. 540.

(86) *Pline* parle d'un *adamante* qui est noir, pesant, fort dur, & qui a la propriété d'attirer divers métaux. *Hesychius* dit que cette pierre est une espèce de fer. *Mém. de l'Acad. de Dijon*, 2ᵉ. *vol. pag.* 541.

Enfin

Enfin on doit ajouter que les anciens ont reconnu dans la pierre *adamas*, les mêmes propriétés médicinales, les mêmes qualités fensi-bles que dans la pierre d'aimant, confidérée, comme nous l'avons dit plus haut *, fous le rapport de fubftance ferrugineufe. On ne voit pas auffi une analogie moins marquée dans les vertus qu'ils lui accordoient étant portée en amulette, & qui, comme il eft facile de s'en affurer, fe rapprochent fingulièrement dans un grand nombre de points (87) de celles qu'on attribuoit à l'aimant employé de la même manière. Peut-on douter, après tant de preuves, que les anciens, qui en traitant à part de la pierre d'aimant l'ont confidérée d'une manière fi particulière, ne l'aient encore décrite au moins dans quelques-unes de fes variétés, en la rapportant au genre de celles qu'ils ont défignées fous le nom d'*adamas*, & que pour avoir une connoiffance parfaite de ce qu'ils ont dit des propriétés & des vertus de cette fubftance, on ne doive confulter & rapprocher ce qu'ils ont écrit fur *l'adamas* & fes différentes efpèces ? Mais laiffons là des objets fur lefquels l'éloignement des temps ne permet pas de porter plus exactement le flambeau de la difcuffion, & reprenons l'hiftoire de la nouvelle méthode d'employer l'aimant.

Les auteurs qui ont écrit depuis la renaiffance des lettres, ont adopté en grand nombre les affertions des anciens fur cet objet. Ainfi *Gilbert* & le *père Cabée* qui citent *Hali Abbas*, *Stockerus* qui rapporte le paffage d'Aétius, & plufieurs autres auteurs (88), font mention des propriétés que l'on avoit attribuées à la pierre d'aimant pour diffiper les maux de tête, remédier aux fpafmes, & calmer les douleurs de goutte. *Rattray* (89) la vante comme ayant la vertu de diffiper la céphalalgie. *Houllier* rapporte, d'après le témoignage des anciens, qu'en l'appliquant à la tête, elle en calme les douleurs. *Boetius*, *Mylius* & beaucoup d'autres (90), font auffi mention de cette propriété. Suivant *Kircher*, la pierre d'aimant portée au cou paffoit pour guérir les fpafmes, calmer les douleurs de nerfs, & pour hâter l'accouchement étant tenue à la main. Nous trouvons cette dernière vertu de l'aimant confignée

* Voyez p. 543.

---

(87) *Adamas* abortum præcavet,.... concordiam facit,.... incantamenta, incubum tollit,.... metus vanos pellit,.... partum facilitat..... *Wolff de Amuletis*, pag. 32, 79, 90, 144, 226, 272, 267.
(88) *Bartholinus* de Lapid. nephrit. cap. 10, pag. 27, §. 36. *Gabriel Fontanus*, Medicin. anti-hermetic. fect. 3, c. 4, p. 176. *Godof. Steghius*, Medicin. Practic. l. 7, p. 330. *Joh. Dan. Mylius*, Antidotar. Med. chim. l. 1, c. 6, p. 63. *Wolff* de Amuletis, cap. 2, fect. 1, pag. 44.
(89) Theatr. fympath. pag. 23.
(90) *Mylius*, Bafil. chim. lib. 4, cap. 18. *Wolff* de Amul. cap. 2, fect. 1, pag. 65. *Joh. Jacob. Weckerus* de Secret. lib. 5, cap. 4, p. 135. *Michael Bapftius*, part. 1, pag. 189.

dans plufieurs auteurs (91), notamment dans *Boetius*. *Ettmuller* qui en
a fait mention ajoute, d'après *Pierre Borel*, que la pierre d'aimant
portée au cou, exempte les femmes de la fuffocation de matrice ; &
fuivant *Zwinger*, §. 11, qu'elle remédie aux fpafmes occafionnés par les
vents, *fpafmo flatulento*. Le même *Borel* (92) rapporte qu'on s'en
fervoit auffi contre les douleurs des dents, des yeux & des oreilles,
mais que l'on cachoit la manière de l'employer, manière fort fimple, &
qui confiftoit à frotter avec l'aimant les parties affeEées.

Tous les auteurs, dans la fuite de ceux du moyen âge que nous
paffons ici en revue, ne fe font pas contentés de recueillir de la forte
de fimples paffages épars & ifolés dans les anciens. Quelques-uns fe
font occupés du foin de faire fruEifier & d'étendre cette doEtrine. On
n'avoit jufqu'alors reconnu d'autre aEtion à l'aimant que fur les nerfs,
& toute fon efficacité fe bornoit à remédier aux fpafmes, à calmer les vives douleurs & les convulfions. Paracelfe (93) crut devoir
l'étendre aux vifcères & aux différentes humeurs, fur lefquels l'aimant
lui parut avoir une aEtion non moins réelle, mais d'un tout autre
genre.

Il attribuoit à l'aimant une propriété d'attirer, qu'il regardoit comme
très-importante & très-utile dans le traitement d'un grand nombre de
maladies du genre principalement de celles qu'il nommoit matérielles.
Telles étoient fur-tout les maladies qui avoient pour caufe un principe,
qui, d'abord concentré dans un foyer particulier, fe répandoit enfuite
dans les différentes parties du corps, d'où il étoit fufceptible d'être rappelé vers le lieu de fon origine. Paracelfe rangeoit dans cette claffe
les affeEtions nerveufes, qui, comme on l'obferve en général dans
l'épilepfie, naiffent fouvent d'un point déterminé, & fe propagent
enfuite par une forte d'expanfion plus ou moins rapide dans toute
l'habitude du corps. Il comptoit également dans ce nombre les maladies qu'occafionnent dans leur cours, les humeurs qui, fortant
de leurs limites, dérivent & fe répandent en donnant lieu à ce que les
anciens ont nommé *flux* ou *fluxions*. Dans ces différentes circonftances,
Paracelfe reconnoiffoit dans l'aimant la propriété d'attirer le principe
morbifique, & de le rappeler vers fa fource naturelle. Il attachoit la

---

(91) *Welfchius*, Mifcell. Acad. Leo-
pold. Cæfar. Curiof. D. 1, A. 4 & 5.
Bartholinus de Lap. nephrit. cap. 10,
feEt. 26, §. 34. *Petrus Bayerus* de Med.
human. corpor. malis, pag. 347. *Boetius*,
lib. 2, cap. 52. *Wolff* de Amulet. pag.
263, 264, 268, 269. *Mich. Bapftius*,
part. 1, pag. 95. *Rhumelius* in Nym-
phographiâ, cap. 12.

(92) *Obfervation*. cent. 4, Parif. 1656,
pag. 224. *De Periaptis*, obf. 36, cent. 3,
p. 339. *Scalpella Magica*, obf. 75, cent. 4.

(93) *Paradoxor. tom. genuin.* 7 de
Magnete, pag. 75. Francof. 1603.

plus grande importance à une pareille reſſource, la véritable guériſon de ces maladies conſiſtant, ſelon lui, à travailler & mûrir les humeurs contre nature qui les produiſent, à les préparer à être évacuées : élaboration & préparation qui ne pouvoient être mieux opérées qu'en rappelant & contenant ces humeurs dans leurs foyers propres & particuliers.

Fondé ſur ces principes, Paracelſe vantoit l'efficacité de l'aimant dans les divers écoulemens, ſoit lymphatiques, ſoit ſanguins, qui ſont particuliers aux femmes, dans les différentes eſpèces de diarrhée & dans les hémorrhagies. Il le recommandoit également pour épuiſer ou tarir la ſource des humeurs qui dans l'hydropiſie s'épanchent dans le tiſſu cellulaire, ou qu'on voit dans la jauniſſe ſe porter à la peau. Dans les fluxions ſur les yeux, les oreilles, le nez, la bouche, ou ſur les membres, l'aimant, ſuivant lui, eſt un moyen unique d'opérer la révulſion. Quand ces humeurs ſe font jour à l'extérieur, & produiſent des plaies, des fiſtules, des ulcères cancéreux ou fiſtuleux, on doit dans le traitement avoir recours à l'action révulſive de l'aimant.

Dans les affections nerveuſes, l'aimant n'étoit pas d'un moindre ſecours. Paracelſe le vantoit pour calmer les ſpaſmes, le tétanos ; pour diſſiper les attaques hyſtériques, & tous les accidens qui dépendent de la ſuffocation utérine. Il le croyoit particulièrement propre pour les ſpaſmes des femmes enceintes. Il le recommandoit auſſi comme un moyen très-efficace de prévenir les accès d'épilepſie, en enchaînant pour ainſi dire les traînées nerveuſes dans le foyer où elles ſe mettent en mouvement pour ſe porter à la tête. Après les avoir ainſi fixées & prévenues, il étoit perſuadé qu'on pouvoit ſe promettre d'en détruire entièrement la cauſe.

Dans ces différentes maladies, Paracelſe expoſe ſa méthode d'appliquer l'aimant. Il faiſoit uſage également des deux pôles ; c'eſt au moins ce qu'on peut inférer de la diſtinction qu'il faiſoit entre ce qu'il appeloit le ventre & le dos de l'aimant. Comme on étoit perſuadé de ſon temps que cette ſubſtance attiroit par un pôle, & qu'elle repouſſoit par l'autre, il ſe ſervoit de celui qui repouſſe pour réprimer la portée trop vive des humeurs, & de celui qui attire pour les rappeler à leur ſource. Il ne regardoit au reſte ce traitement que comme palliatif. Quand les humeurs étoient rappelées & contenues dans leurs foyers particuliers, il s'agiſſoit de travailler à leur maturation, & de les préparer à être évacuées par leurs émonctoires naturels. Ces indications demandoient pour être remplies les ſecours ordinaires & connus.

On voit combien, d'après ces idées, le magnétiſme avoit pris d'extenſion. On ne borna pas là ſon étendue. A l'action connue de l'aimant ſur les nerfs, Paracelſe avoit ajouté la propriété d'agir ſur les humeurs & de les attirer. Ses difciples & lui crurent devoir lui attribuer encore la même vertu, fur les différens vifcères. L'aimant, dit *Van - Helmont* (94), ayant fur les inteftins la même action que fur le fer, il eft propre à guérir les hernies. Il le recommandoit auffi contre les catarrhes, qu'il difoit être, dans fon langage, *de naturâ martis.* Toutes les efpèces de magnétifme, ajoute le même auteur, peuvent être employées au foulagement du corps humain. En déterminant une application magnétique, fuivant le procédé qu'il décrit, de manière que l'action attractive ait lieu vers les lombes, & que la force répulfive foit appliquée vers les cuiffes, on peut, fuivant lui, s'oppofer à l'avortement des femmes. Dans l'application inverfe ou contraire, l'aimant fert merveilleufement à faciliter l'accouchement. C'étoit par fon action fur la matrice, qu'on expliquoit comment l'aimant produifoit ces effets. On lui attribuoit auffi la même action fur le corps de l'enfant. Ainfi on avoit recommandé, dans les cas où les femmes font menacées d'avortement, d'appliquer de l'aimant fur le nombril (95), parce qu'on penfoit qu'il avoit la vertu d'attirer l'enfant comme il attire le fer, & de l'empêcher de defcendre. *Aftruc* rapporte cette opinion (96).

Tels font les principaux traits de la doctrine de Paracelfe fur le magnétifme ; doctrine fur laquelle nous avons à faire une remarque digne d'obfervation.

Nous avons vu, en parlant de l'action de l'aimant fur le fer, que les auteurs, pour en tirer un plus grand parti en médecine, l'ont fait entrer dans un grand nombre de préparations, foit pour l'ufage intérieur, foit pour des applications purement externes. On en a fait autant, relativement à la propriété de l'aimant que nous examinons. Les auteurs ont cru pouvoir introduire cette fubftance dans plufieurs compofitions, pour tirer plus d'avantage de fon action fur les nerfs, fur les vifcères & les différentes humeurs. Nous n'examinerons point ici, fi, fous ce dernier rapport, la méthode de réduire l'aimant en poudre, détruit auffi abfolument que dans le premier cas, l'efficacité qu'on en attend ; mais on ne peut douter qu'on n'ait célébré plufieurs compofitions magnétiques, telles que nous venons de les indiquer. Nous en rapporterons quelques exemples.

---

(94) *De Magneticâ vulner. curatione,* pag. 454, edit. 4ª. Lugd. 1667. *Zwinger,* §. 14.

(95) *Varandæus* de morb. mulier. lib. 2, cap. 5, p. 607. *Hoeferus* Hercul. medic. lib. 7, cap. 3, pag. 321. *Sen-*nert. lib. 3, pract. pag. 408. *Wolff* de Amul. 1692, Lipf. cap. 2, fect. 1, pag. 32.

(96) *Malad. des Femm.* lib. 3, tom. 5, pag. 347.

Premièrement nous voyons que les auteurs ont fait entrer l'aimant dans plufieurs compofitions ou remèdes auxquels ils attribuoient une efficacité vraiment magnétique, contre des maladies, pour la plupart les mêmes que celles contre lefquelles ils avoient reconnu dans l'aimant, appliqué en amulette, une efficacité marquée. Telles font fpécialement les affections convulfives, ou douloureufes des nerfs. Ainfi nous trouvons dans la pharmacopée de *Schroeder* (97) la compofition d'un emplâtre fort eftimé pour appaifer les douleurs de la goutte, fait avec l'aimant calciné & de la cire. L'emplâtre de *Paracelfe* contre la goutte (98) contenoit également l'aimant ; il entroit auffi dans le gargarifme contre les douleurs de dents, dont *Stockèrus* (99) donne la compofition. L'aimant faifoit encore la bafe de plufieurs emplâtres (100), tels que l'emplâtre attractif contre la manie, de *Paracelfe* ; l'emplâtre de *Quercetan*, contre les membres convulfés ; l'emplâtre ftictique de *Crollius*, auquel, entre autres propriétés, on attribuoit la vertu de calmer les douleurs des plaies, de diffiper l'enflure de la tête, d'être bon pour les nerfs coupés ou contus, & d'enlever les douleurs qui ont leur fiège dans le dos, en l'appliquant fur la partie fouffrante.

On employoit également l'aimant dans certaines compofitions contre des affections purement humorales, pour lefquelles l'application extérieure de l'aimant avoit été célébrée. *Zwinger*, rapporte §. 11, d'après *Rueus*, qu'on le faifoit entrer dans les remèdes recommandés contre certaines affections des yeux, telles que *l'epiphora* ou larmoiement (101). On trouve de même dans *Mylius* la recette d'un élixir contre les catarrhes, dont l'aimant faifoit partie. Enfin nous voyons qu'on a attribué à certaines préparations magnétiques la même action qu'à l'ufage de l'aimant en topique, fur certains vifcères. Ainfi *Rofencreuzer*, dans fon *Aftronomia inferiorum*, a vanté un emplâtre d'une grande efficacité contre la defcente de matrice, compofé avec l'aimant, la chaux vive & la graiffe d'ours. Suivant *Ettmuller* on forme avec ces fubftances, mifes à digérer dans l'efprit-de-vin, une maffe de confiftance emplaftique, avec laquelle fi l'on frotte la région du dos ou de l'os facrum, on voit, dit-il, la matrice fe remettre auffitôt. *Zwinger* a rapporté la même recette §. 14, ainfi que *Mylius*, fous le nom d'*emplaftrum magnetis ad procidentiam uteri*. On doit remarquer ici qu'il ne s'agit aucunement d'employer le fer dans ces fortes d'applica-

---

(97) *Tom.* 2 *de la Minéralog.* ch. 8, art. 12, pag. 339. *Comment. d'Ettmuller.*
(98) *Mylius*, Bafil. chim. loc. cit.
(99) *De dolor. dentium & dentib.*

perforatis, pag. 132, lib. 1, cap. 19.
(100) *Mylius*, Bafil. chim.
(101) *Francifc. Rueus* de Gemm. lib. 2, cap. 24.

tions, comme nous l'avons dit des emplâtres magnétiques pour les hernies; ce qui fait voir que leur efficacité ne vient pas de l'action attractive de l'aimant fur le fer, mais de fon action vraiment magnétique fur les nerfs ou les vifcères. On a de même, fous ce dernier rapport, employé l'aimant en emplâtre contre les hernies, comme on peut le voir par plufieurs paffages d'auteurs (102). Dans ces cas, c'étoit fur la région des lombes qu'on l'appliquoit, c'eft-à-dire, vers l'origine des nerfs ou des ligamens qui font particuliers aux inteftins.

Jufqu'ici la lecture des auteurs ne nous a offert que des veftiges, des parties détachées d'un ancien corps de doctrine fur la médecine magnétique, fans indiquer fur quels fondemens elle avoit été élevée. Rien ne fait connoître fi cette opinion avoit eu l'expérience pour bafe, ou fi elle étoit le fruit de cet efprit de fyftême qui, dans les temps que nous venons de parcourir, prédomina d'une manière fi funefte dans les fciences. Les auteurs qui nous reftent à examiner s'occupèrent du foin d'en approfondir les fources dans leurs recherches.

Lorfque vers le commencement du dernier fiècle le goût de la phyfique expérimentale commença plus particulièrement à fe répandre, les phénomènes de l'aimant attirèrent l'attention d'une manière fpéciale. Ce fut principalement à fonder les ténèbres de cette merveille de la nature, qu'on appliqua la lumière nouvelle qui venoit de luire. Les propriétés phyfiques de l'aimant ne furent pas les-feules foumifes à l'expérience; fes vertus médicinales parurent auffi mériter quelque attention.

Dans le nombre des effais auxquels on fe livra pour en conftater la réalité, on recueillit, fur l'ufage de cette fubftance en amulette, plufieurs fuccès remarquables, & qui parurent propres à juftifier fous ce point de vue la croyance de l'antiquité. En parcourant les recueils des obfervateurs, on trouve des exemples de ces fuccès. Nous en citerons ici quelques-uns.

Pierre Borel, dans l'édition de fes Œuvres en 1656, *cent. 3. obf. 80*, fait mention d'une manie caufée par la matrice, qui fut guérie en faifant porter pendant quelque temps à la malade un aimant appliqué fur la région de l'eftomac.

On lit dans les Ephémérides d'Allemagne, pour l'année 1686, *déc. 2. ann. 5. pag. 473*, qu'une femme attaquée d'une goutte fereine, en fut manifeftement foulagée en lui appliquant à la nuque du cou une pierre d'aimant de la meilleure qualité, & fur les yeux de petits fachets remplis de limaille de fer, pour diriger le courant magnétique vers les nerfs optiques.

Le *Mercure de France* rendit compte, *en 1726*, de l'obfervation

---

(102) *Ephem. German.* D. 2, A. 8, pag. 19, obf. 11.

ſuivante. (103) Un Religieux Bénédictin, âgé de vingt-neuf ans, attaqué depuis pluſieurs années d'une foibleſſe extrême, & de mouvemens convulſifs qui lui faiſoient faire de fréquentes génuflexions, en fut ſubitement délivré en portant habituellement une pierre d'aimant. Les *Affiches de Beſançon* (104) contiennent un fait à peu près pareil. On lit dans un autre recueil (105), qu'un jeune homme de vingt-un ans fut délivré d'un état des plus déplorables, & des convulſions les plus violentes, en lui appliquant au bras un aimant du poids de huit onces. Enfin, une fille de onze ans, attaquée d'une convulſion hyſtérique d'un genre ſingulier, qui lui faiſoit courber le corps en avant, & le rejeter en arrière par de violentes ſecouſſes, avec perte de connoiſſance, écume à la bouche & contraction du pouce, comme il arrive aux épileptiques, reprenoit ſes ſens & ſentoit ſes convulſions diminuer, toutes les fois qu'on lui mettoit un aimant à la main (106).

C'eſt ainſi que par la voie de l'expérience, les Phyſiciens remontoient vers la ſource des vérités que les anciens leur avoient tranſmiſes. Encouragés par de premiers ſuccès, on a lieu de préſumer qu'ils multiplièrent leurs eſſais autant que l'importance du ſujet paroiſſoit l'exiger. Il n'en fut pas ainſi : la route dans laquelle il falloit s'engager étoit longue, difficile à parcourir, & la nature des obſtacles dont elle étoit ſemée, s'oppoſa ſans doute à de plus nombreuſes recherches.

Si l'on demande quelle étoit la ſource de ces obſtacles, nous penſons qu'on peut en aſſigner pluſieurs, mais ſur-tout une principale.

Parmi les eſſais auxquels le haſard ou la curioſité des Savans donna lieu, pluſieurs n'eurent aucun ſuccès ; & leurs auteurs (107) en conclurent,

---

(103) *Mercure de France*, juillet 1726, pag. 1551. *Le Camus*, *Médecine-Pratique*, pag. 292.

(104) Un célèbre miſſionnaire, épuiſé de voyages, de travaux & de fatigues, avoit le genre nerveux tellement attaqué, qu'il ſe ſoutenoit difficilement ſur ſes jambes, & que quand il vouloit boire, il pouvoit à peine, des deux mains, porter ſon verre à ſa bouche. Depuis pluſieurs années qu'il portoit ſur ſa poitrine une pierre d'aimant armée, il pouvoit faire à pieds des courſes aſſez longues, & boire aiſément d'une ſeule main. Il citoit d'autres perſonnes qui en avoient reçu le même ſoulagement. *Affich. de Beſançon*, *Gazette ſalut.* 1768, n° 29. Voyez encore ſur l'efficacité de l'aimant dans les trem-

blemens & les convulſions, *Andr. El. Buchneri Miſcellan. medico-phyſico-mathematica*. A. 1729. Erford. 4°. *Commerc. litter. Norimberg* 1733, 4°. p. 206.

(105) Obſervation faite à Veniſe, *Gazett. ſalut.* 1761, n°. 23. *Biblioth. des Sciences & des Beaux-Arts*, 1759, pag. 234. *Excerptum totius Helveticæ nec-non Italicæ Litteraturæ*, pro anno 1759. Bern. pag. 247, tom. 1.

(106) Lettre de M. *Achille Mieg*, à Baſles, du 6 décembre 1760. Voyez *Epiſtolarum ab Eruditis viris ad Albertum Hallerum ſcriptarum*, vol. 4, part. 1. Bernæ, 1774, pag. 342. *Bibliothèque univerſelle Allemande*. Berlin, 1775, vol. 28, 2ᵉ. part. pag. 452.

(107) *Gilb.* lib. 1, cap. 14. *Cabæus*, lib. 1, cap. 1, pag. 4. *Zwinger*, §. 11.

finon contre l'efficacité de l'aimant, au moins contre le jugement favorable qu'on en portoit. Dans cette oppofition de fentimens, il falloit
pour diffiper le doute, une fuite d'expériences affez nombreufes pour
exclure les effets du hafard, & des moyens d'opérer affez forts, affez
parfaits pour obtenir des réfultats marqués dans tous les cas, & ne pas
s'oppofer à la multiplicité des faits, par des épreuves douteufes ou
entièrement inutiles ; mais ces avantages manquoient précifément aux
premiers Phyficiens. On ne connoiffoit alors l'aimant que fous la forme
que lui donne la nature. On fait combien, fous cette forme, la pierre
d'aimant eft difficile à travailler. Les pièces néceffaires aux expériences
étoient ainfi très-rares & d'un prix exceffif. Douée, d'ailleurs, d'une
affez foible vertu, on ne pouvoit, avec quelque efpoir d'obtenir au
moins des effets marqués, employer la pierre d'aimant qu'en grande
maffe, (108) ce qui la rendoit alors incommode aux malades par fon
poids & fon volume. Tous ces inconvéniens étoient bien capables de
refroidir le zèle des Phyficiens, & de nuire directement au fuccès de
leurs recherches. Heureufement ces obftacles n'étoient point infurmon-
tables ; & bientôt une découverte importante offrit les moyens propres
à les furmonter.

L'expérience ayant appris qu'on pouvoit, par de certains procédés,
communiquer au fer, & fur-tout à l'acier bien trempé, toutes les propriétés des pierres d'aimant naturelles, plufieurs Phyficiens s'appliquèrent
avec un tel fuccès à perfectionner ces procédés, qu'on parvint à fur-
paffer la nature, c'eft-à-dire, à faire des aciers aimantés, auxquels on
fut communiquer affez de vertu magnétique pour les rendre bien fupé-
rieurs en force aux meilleurs aimants naturels. C'eft fur-tout aux travaux de MM. *Knigt*, *Michell* & *Canton* en Angleterre, de M. *Duhamel*,
de l'Académie des Sciences, & notre illuftre Confrère, que la Phyfique
eft redevable de ces curieufes & importantes découvertes. On s'empreffa
bientôt d'en profiter, pour rendre plus nombreux & plus fûrs les procédés propres à faire connoître les effets du magnétifme fur l'économie animale. Alors, aux meilleures pierres d'aimant, que plufieurs
inconvéniens rendoient peu propres à feconder les vues des Phyficiens,
on fubftitua des pièces d'acier aimantées, dont on put à volonté multiplier le nombre, varier la forme & modifier l'application, dans lef-

---

(108) Dans l'obfervation du *Mercure de France*, la pierre avoit le volume d'un œuf de pigeon ; dans l'*Obfervation de Venife*, elle étoit du poids de huit onces. M. *Miffa*, dans l'obfervation que nous citerons, dit que toutes les pierres qui étoient minces & de peu de furface, n'avoient point été utiles à fa malade. M. *Klarich* avoit obfervé que pour réuffir, la pierre devoit porter au moins fix à fept fois fon propre poids, quoique cependant de plus petites euffent fuffi.

quelles

quelles fur-tout on put concentrer fous un petit volume des degrés confidérables de force & d'activité. Enrichie de tous ces avantages, la partie
médicale de l'aimant prit à cette époque une forme conftante, &
devint un art auffi varié dans le manuel de fes opérations, qu'on l'annonçoit fécond & puiffant dans fes moyens.

Tandis que le zèle des plus grands Phyficiens applaniffoit la route
qui devoit conduire les obfervateurs à de nouvelles recherches, l'expérience raffembloit les faits les plus propres à faire fentir toute l'importance de s'y livrer. La vertu de l'aimant étoit connue, & depuis long-
temps employée pour la guérifon des maux de dents ; (109) mais ce
fecret étoit refté concentré dans cette claffe d'hommes trop accoutumés
à faire un myftère de ce qui peut leur profiter. Vers l'année 1765 les
Phyficiens s'en occupèrent. M. *Klarich* , Médecin du Roi d'Angleterre
& Phyficien à Gottingue, (110) la confirma par les effais les plus nom-

---

(109) Cette propriété de l'aimant
étoit connue depuis long-temps ; (P.
Borel en a fait mention en 1656, cent. 4,
obf. 75, p. 339. Voyez auffi *Hoffman,
Differt. de Remed. anti-odontalgicis : ref-
pond. Suffe* , Hal. M. 1700.) ; & l'on a
lieu de préfumer que c'eft en cela que
confiftoit le merveilleux des guérifons
qu'opéroient quelques charlatans adroits,
par le feul contact d'un clou bien aimanté, ou d'une épée, d'un couteau
préparés de même. Voyez *Gazett. falut.*
1766, n°. 2 ; *Affich. & Annonces, &c.*
1766, 7 mai, n°. 19 ; *Affich. de Bordeaux*, 6 & 13 février 1766.

Cet ufage de l'aimant paroît venir de
Paracelfe. Il le recommandoit dans les
fluxions fur les yeux, les oreilles, le nez
& la bouche. C'étoit auffi fur les mêmes
parties & pour les mêmes affections,
fuivant *Borel*, qu'on en faifoit l'application. *Quidam funt*, dit cet auteur, *qui
dentifcalpia, aurifcalpiaque habent, quæ
tactu folo dolores dentium, aurium & ocu-
lorum tollant. Ego verò cùm certò acce-
perim effe tantùm magnete tacta, id tibi
revelare volui.* Quoi qu'il en foit de cette
conjecture, cette méthode paroît avoir
eu le même fort que celle qui confifte
à employer l'aimant, pour extraire des
parcelles de fer engagées dans quelques
parties du corps humain. Elles furent

l'une & l'autre connues & employées
par les charlatans, avant que les obfervateurs euffent commencé à s'en occuper ; & qui fait fi le même hafard qui
mit *Kerkringius* fur la voie d'éprouver
la dernière de ces deux méthodes, ne
fut pas auffi l'occafion des effais tentés
avec l'aimant par le docteur *Klarich*,
contre les maux de dents ? Cet auteur
au moins n'a point rendu compte des
circonftances qui le déterminèrent à
faire fes expériences.

(110) M. *Klarich* paroît avoir fait fes
expériences en 1765. Elles furent annoncées en France dans les Journaux de
cette année. Voyez *Affich. & Annonces,*
feuille du 12 juin 1765. *La Bibliothèque
univerfelle des Sciences & des Arts* pour
cette année, en fait auffi mention.

M. *Klarich* rendit compte de fes effais
à la Société royale des Sciences de Gottingue. Il les publia enfuite dans les
*Feuilles de Gottingue & le Magafin d'Ha-
novre*, (mars 1766.) On peut confulter
fur ces détails, le *Journal encyclop.* 15
mars 1766 ; les *Affich. & Annonc.* 12
juin 1765 & 7 mai 1766 ; la *Gazet. falut.*
1765, n°. 18 ; 1766, n°. 15 ; le *Journal
économique*, janvier 1767, pag. 46, où
l'on trouve inférées, à l'article *Allemagne*, une *lettre du journalifte de Hambourg à M. Klarich, médecin du Roi de*

breux. On ignore les circonſtances qui le mirent ſur cette voie de recherches. Il ſemble qu'à cette époque il n'y eût, au moins pour le plus
grand nombre des auteurs, abſolument rien de connu touchant l'action
de l'aimant ſur les nerfs. Les expériences de Gottingue parurent être
les premières faites en ce genre. Ainſi l'on donna à cette méthode d'employer l'aimant, le nom de remède Anglois, & l'on attribua à l'Angleterre la gloire d'en avoir fait la découverte. (111) On voit par l'expoſé
hiſtorique que nous avons donné, ce qu'on doit penſer ſur cet objet.
Quoi qu'il en ſoit, les eſſais de M. Klarich publiés dans les journaux,
donnèrent l'éveil aux obſervateurs, & naiſſance à des travaux ſuivis,
que favoriſa la découverte des aimans artificiels. On s'attacha d'abord
à l'application de l'aimant contre les maux de dents. *Von Aken*, apo-
thicaire à Orebo, & M. le Profeſſeur *Stromer*, l'expérimentèrent en
Suède. (112) On en obtint d'heureux effets à Pétersbourg. (113) En
Angleterre, en Allemagne, (114) les épreuves furent réitérées avec le
même ſuccès.

On ne ſe contenta pas de conſtater cette vertu de l'aimant ; on pré-
ſuma facilement qu'en étendant ſon uſage à d'autres maladies dépendantes également de l'affection des nerfs, on obtiendroit de ſon application de pareils avantages. M. *Klarich* avoit porté ſes recherches ſur
cet (115) objet. Il avoit éprouvé de bons effets de l'application de

---

la *Grande-Bretagne*, & *phyſicien à Gottingue*, au ſujet de la guériſon du mal de
dents par le moyen de la pierre d'aimant,
& la réponſe de M. Klarich à cette lettre.

(111) *Affich. & Annonc.* n°. 14, 1ᵉʳ.
avril 1772. Voyez auſſi l'*Obſervation du
Miſſionnaire*, *Affich. de Beſançon*, *Gaʒette ſalut.* 1768, n°. 29.

(112) *Gaʒette ſalut.* 1766, n°. 3 ;
1765, n°. 24. *Affich. & Annonc.* 7 mai
1766, n°. 19 ; 1ᵉʳ. avril 1772, n°. 14.

(113) *Lettre anonyme de Pétersbourg,
ſur la vertu de l'aimant artificiel pour la
guériſon des maux de dents.* *Gaʒette ſalut.*
1765, n°. 34. *Journ. encyclop.* tom. 5,
part. 3, pag. 129. Cette lettre eſt inférée dans la *Gaʒette littéraire de Ratis-
bonne*, & rapportée par M. *Buc'hoʒ* dans
la *Médecine moderne*.

(114) *Extrait d'une lettre de M. Boeſ-
nier de la Touche à l'auteur du* British-
Magaʒine, *concernant la vertu de l'aimant
pour guérir le mal de dents.* *Gaʒette ſalut.*

1766, n°. 3. *Gottingiſche Anʒeigen von
gelehrten ſachen*, 1765. M. *Kæſtner*, pag.
252, M. *Hollman*, pag. 777, rapportent pluſieurs cas où les douleurs de
dents furent guéries par l'aimant artificiel. Voyez encore *Specim. inaugur. de
odontalgiâ, ejuſque remediis variis, præci-
puè magnete.* Franc. Erneſt. *Glaubrecht.*
Argentorat. 1766. Spielman, *Mat. med.
Inſtitut.* Argentorat. 1774, pag. 405.
Neue verſuche, &c. c'eſt-à-dire, *nouvelles
expériences de la guériſon du mal de dents
au moyen de l'aimant artificiel*, par M.
Heſſe, à Konisberg, 1766. *Gaʒette ſalut.*
1766, n°. 29.

(115) Un malade fut guéri d'une violente attaque de goutte aux mains par
la pierre d'aimant, en la tenant un jour
entier dans ſa main. Ce fait, communiqué par M. *Trendlenburg.*, médecin à
Lube, s'accorde avec la citation d'*Aetius*
que nous avons rapportée. Un homme
reſſentit auſſi beaucoup de ſoulagement

l'aimant en certains cas, contre les douleurs des membres, la furdité, la paralyfie.

M. *Weber*, Docteur en Médecine à *Walfrode*, fut un des premiers en Allemagne, à marcher fur fes pas. Dans l'année 1767 il communiqua à l'Académie Royale de Gottingue, un Mémoire dans lequel il détailloit la guérifon d'une incommodité fingulière, à laquelle étoit fujet un vieillard de foixante-douze ans. Cet homme avoit contracté, à la fuite d'un violent accès de colère, un dérangement dans la vue, qui lui faifoit voir doubles & triples de l'œil droit tous les objets près de lui. Cet œil étoit refté foible, affecté de larmoiement; & toutes les fois qu'il toufloit, il y fentoit des douleurs plus ou moins vives. L'œil gauche n'avoit fouffert aucune altération. En appliquant, à trois différentes reprifes par jour, pendant une heure chaque fois, un aimant artificiel au coin de l'œil, le malade fut parfaitement guéri dans l'efpace de feize jours.

M. Weber multiplia dans la fuite fes épreuves de l'aimant dans les maladies des yeux, & il recueillit fes obfervations dans un Ouvrage (116) qu'il publia dans le cours de la même année.

Ces exemples de l'efficacité de l'aimant dans différentes maladies, ne tardèrent pas à fe multiplier. Dans un petit Journal (117) publié par M. *Gefner*, il eft fait mention d'une douleur très-forte, furvenue à un doigt qui venoit d'être guéri d'une inflammation. L'aimant qu'on

---

par le même moyen, dans une paralyfie opiniâtre dont il étoit affecté. L'aimant n'eut pas moins de fuccès dans un cas de furdité. Le malade entendoit difficilement, & fe plaignoit de bourdonnemens dans les oreilles. M. *Klarich* lui fit appliquer l'aimant pendant un mois entier, trois fois par jour durant quelques minutes. *Journal économiq.* janvier 1767, pag. 46 ; *Magafin d'Hanovre*, 1766. *Médecine-Pratique de Le Camus*, pag. 253.

(116) *Obfervations fur l'efficacité de l'aimant artificiel contre certaines affections des yeux*, tirées d'un ouvrage de M. *Chriftophe Weber*, imprimé à Hanovre fous ce titre : *Die Wurgkung des Kunftlichen Magnets &c.* 1767.

Cet ouvrage contient quatre obfervations. La première, que nous venons de citer, fut faite à la fin du mois de décembre 1766. On la trouve inférée dans

le *Magafin de Berlin*, 4ᵉ. partie, 3 vol. & dans la *Bibliothèque univerf.* de l'année 1766, pag. 583.

Il s'agit dans la feconde obfervation, d'une inflammation aux deux yeux, dont un jeune homme fut attaqué pour avoir eu froid dans l'eau; dans la troifième, d'une femme âgée, affectée, depuis une violente fluxion, de grands maux de tête, de goutte-fereine & de douleurs continuelles dans les yeux; dans la quatrième, d'un homme âgé de 60 ans, fujet aux catarrhes, & affligé depuis vingt ans d'une grande foibleffe de l'œil droit. Par l'application de l'aimant, que l'on répéta chaque jour à différentes reprifes, tous ces malades furent guéris en peu de temps. Voyez *Gazette falut.* 1767, nº. 25 ; 1769, nº. 38 ; 1774, nº. 45.

(117) *Schwaben zur Artzney Gelarheit*, Nordlingen, 1767, vol. 1.

y appliqua augmenta la douleur qui se continua par le bras jusqu'à la poitrine, causa des défaillances, &c. On répéta l'application de l'aimant, les mêmes symptômes se présentèrent ; mais après la troisième application les douleurs du doigt furent entièrement dissipées. En 1768 on constata par des observations, (118) que l'aimant porté sur la poitrine, soulage beaucoup les personnes dont les nerfs sont affoiblis. L'année suivante la *Gazette Littéraire de Berlin*, 1769, rendit compte d'une observation sur un rhumatisme du genou, soulagé par l'application de l'aimant, & guéri tout-à-fait par ce remede administré pendant deux mois. En 1770, on vit paroître également à Berlin un Mémoire sur les effets de l'aimant artificiel, (119) où l'auteur, après avoir donné un dénombrement des Ouvrages écrits sur cette matière, rapporte le précis de l'observation précédente sur le rhumatisme. Enfin, dans l'année 1772, M. *Ludwig* soutint sous la présidence de M. *Reichel*, une thèse publiée à Lipsic (120), où l'on trouve, outre beaucoup de raisonnemens, un grand nombre d'observations publiées dans différens Traités, sur les effets salutaires de l'aimant dans des cas de goutte, de rhumatisme & de maladies de nerfs.

Cependant, après tant de faits, l'émulation s'étoit refroidie sur cet objet. Les expériences de M. Klarich sur les maux de dents étoient oubliées, parce qu'elles n'étoient pas répétées ou parce qu'elles ne réussissoient pas, & l'on ne s'occupoit plus des vertus de l'aimant contre les maladies nerveuses, lorsqu'en 1774 ce genre d'essais prit une nouvelle faveur. Cette année nous offre en Allemagne une des époques les plus remarquables dans l'histoire du magnétisme. Ce fut au moins vers ce temps que la méthode d'administrer l'aimant y fut plus spécialement perfectionnée d'une manière très-avantageuse. Depuis qu'on avoit substitué les aimans artificiels aux pierres naturelles, on s'étoit borné, pour l'ordinaire, à ne les employer que pour des applications momentanées plus ou moins longues, & que l'on répétoit chaque jour à différentes reprises. On crut devoir préférer à cette méthode des pièces aimantées, qui seroient d'un usage constant en les fixant à nu sur la peau. On en avoit déja tenté depuis deux ans l'application sur la poitrine ; en France, contre les palpitations & les maladies de nerfs ; en Angleterre, (121) contre les douleurs d'estomac & la cardialgie. Ce premier

---

(118) *Berlinische Magazin*, vol. 4. *Gazette littér. de Berlin*, 1768. *Franckforten neue Anzeigen*, vol. 8.

(119) *Berlinische Sammlungen zur Befordcrung der Artzney Wissenschaffien*, tom. 2. Berlin, 1770.

(120) *De Magnetismo in corpore hu-* mano. Lips. 1772. Voy. aussi *la Mat. méd.* de M. *Spielman*. Nous devons à cet homme célèbre quelques-uns des détails que nous venons d'exposer dans cet article.

(121) *Biblioth. univ. Allem.* vol. 26, 1re. part. pag. 183. *Correspond. d'Hambourg*, n°. 14, 1775.

exemple avoit même été suivi pour quelques autres parties du corps; mais l'emploi des armures magnétiques n'étoit pas encore devenu d'un usage général.

La circonstance à laquelle il paroît que nous sommes principalement redevables de ce nouveau degré de perfection dans la méthode magnétique, mérite d'être rapportée. Le Père *Hell*, célèbre Astronome à Vienne en Autriche, étoit parvenu à faire des aimans artificiels aussi forts que ceux de France & d'Angleterre; mais il n'en avoit encore fait aucun usage dans le traitement des maladies : en 1774 une dame qui souffroit pendant l'été de violentes crampes d'estomac, l'envoya prier de lui prêter pour quelques momens, un morceau de son meilleur acier magnétique, qu'elle vouloit employer contre le mal dont elle étoit incommodée. Bientôt on rapporta la pièce qui avoit produit l'effet desiré. Frappé de cette propriété singulière de l'aimant, le Père *Hell* résolut de la constater; il fit faire de son acier magnétique toutes sortes de pièces auxquelles il fit donner la forme la plus convenable aux parties où il faudroit en faire l'application. On s'assura de leurs poles; &, en présence de plusieurs médecins, on les appliqua sur le cou, le ventre, les cuisses, les bras & les pieds de certains malades, pour les porter le jour & la nuit sur la peau nue. Un pauvre homme, tourmenté depuis long-temps de spasmes, de convulsions, & abandonné des gens de l'art, en reçut en peu de jours un soulagement marqué. Les accidens se calmèrent. Au bout de trois mois il ne s'étoient pas renouvelés, quoique auparavant il eût des accès presque journellement. Une vingtaine d'autres malades, quelques-uns privés de l'usage de leurs membres, furent guéris en présence de témoins éclairés. (122)

En se livrant à ces essais, le Père *Hell* ne pressentit pas seulement les avantages que l'on devoit attendre de la conversion des aimans artificiels en armures; il présuma aussi que leur efficacité, dans cette manière de les employer, pouvant dépendre en quelques points de

---

(122) *Journ. encyclop.* 1er. mars 1775, pag. 344. *Gazett. salut.* 1775, n°. 12. Les expériences du Père *Hell* furent annoncées dans ces Journaux comme une découverte importante en physique, dont tout l'honneur devoit lui appartenir. On avoit de même fait honneur à l'Angleterre de cet usage de l'aimant. Voyez *Corresp. d'Hambourg*, 1775, n°. 14. *Bibl. univers. Allemand.* vol. 26, 1re. partie, p. 181. *Dict. de Physiq. du Père Paulian*, vol. 1, p. 78, 79. *Gazet. de Schaffouse*, n°. 5 & 6, 1775.

On lit dans la *Medicinisch Pratische Bibliotheck de Murray*, vol. 11, Gotting. 1777, une lettre du Père *Hell* à M. *Kœstner*, où il annonce qu'il a vu de bons effets de l'aimant dans les maladies de nerfs; mais qu'il l'a vu appliquer aussi dans ces cas sans succès. Suivant ce physicien, si dans l'espace de deux fois vingt-quatre heures après l'application de l'aimant, les douleurs n'augmentent ou ne diminuent point, on doit désespérer de la guérison.

leur forme, il falloit s'occuper à rechercher quelle feroit la plus avantageufe. Dans le choix des différentes formes, il penfa qu'on devoit s'attacher à leur conformité avec le tourbillon magnétique; & fur ce principe, les aimans de figure circulaire lui parurent mériter la préférence fur les croix aimantées, dont on avoit déja fait ufage en France & en Angleterre, en les appliquant fur la poitrine. Le Père *Hell* regardoit cette attention comme très-effentielle, & il ne balançoit pas d'affurer que c'étoit à ce défaut de perfection qu'on devoit attribuer le peu de fuccès que les épreuves de l'aimant avoient eu dans les pays étrangers.

Dans le même temps, un Médecin de Vienne s'occupoit à confirmer par des faits, l'efficacité de cette nouvelle méthode d'appliquer les aimans fous forme d'armure. On doit compter M. *Mefmer* au nombre des partifans de la cure magnétique, (123) jufqu'à l'époque où, fe livrant à des procédés d'un genre inconnu & extraordinaire, on ne l'a plus vu recourir dans fes effais à l'application de l'aimant. Pendant cet efpace de temps il publia plufieurs Lettres, dans lefquelles il rendit compte de quelques fuccès qu'il avoit obtenus dans le traitement des affections nerveufes, en faifant ufage des aimans artificiels. Une jeune fille, fujette à de violentes attaques de fpafme, & qui dans fes accès éprouvoit les fymptômes convulfifs les plus terribles, fut fur-tout foulagée par l'application de deux aimans évafés à la plante des pieds, & d'un autre en forme de cœur, fur la région de la poitrine.

---

(123) *Lettre* de M. A. Mefmer, docteur en médecine à Vienne, à M. Unzer, docteur en médecine, *fur l'ufage médicinal de l'aimant* (en date du 5 janvier 1775.), traduite du *nouveau Mercure favant d'Altona.* Gaʒet. falut. 1775, n°. 14, 15, 18. Journ. encyclopéd. 15 décembre 1776, pag. 512. — *Parere de l'Académie royale des Sciences de Berlin, concernant les lettres de M. le docteur Mefmer, fur les guérifons opérées avec l'aimant,* traduit de l'allemand, de la 1re. partie du 26e volume de la *Bibliothèque univerfelle Allemande* (qui fe trouve à Berlin & à Stettin, chez Nicolai, 1775.) daté de Berlin le 24 mars 1775. Gaʒet. falut. 1776, n°. 18. — *Réponfe de M. Mefmer à ceux qui l'ont confulté fur la cure magnétique* (datée de Vienne en Autriche le 16 mai 1775.) Gaʒet. falut. 1776, n°. 22, 23, 24, 25. Journal encyclop. 1er. juin 1776. — *Annonce des cures publiques faites avec l'aimant* par M. Mefmer dans plufieurs villes d'Allemagne. Gaʒet. falut. 1776, n°. 6, 8; 1777, n°. 12, 36; 1780, n°. 4. Journal de Politiq. & de Littérat. 1776, n°. 2. — *Cure nouvellement opérée par le moyen de l'aimant & par les foins de M. Mefmer,* extraite de la *Gaʒet. politiq. des Deux-Ponts,* 1777, n°. 21, Gaʒet. falut. 1777, n°. 20, 24. Le fujet de cette obfervation étoit une cécité très-longue. — *Gaʒet. de Schaffoufe,* novemb. 1775, où l'on trouve un exemple de mouvemens convulfifs & deux obfervations d'épilepfie, guéris par l'aimant. — Voy. encore *Dict. de Phyfiq. du Père Paulian,* vol. 1, pag. 75, 78, 79. *Mémoire fur la découverte du magnétifme animal.* Genève, 1779, p. 13, 14, 15. *Biblioth. univerf. Allem.* pag. 181, 192.

M. *Mesmer* dirigeoit ses essais suivant une théorie qui lui étoit particulière. Imbu des principes d'une ancienne doctrine, il admettoit que les corps célestes exercent sur l'homme, & en général sur toutes les parties constitutives des corps animés, la même action qu'ils ont entre eux & sur les corps sublunaires. Le fluide magnétique lui parut être l'agent de ces influences supérieures sur l'économie animale. Il le regarda long-temps comme propre, par son extrême subtilité & son analogie avec le fluide nerveux, à agir immédiatement sur les nerfs, en pénétrant leur tissu, & à rétablir dans ces organes l'harmonie & la distribution uniforme du fluide dont le mouvement seroit troublé, en excitant dans l'économie animale une sorte *de flux & de reflux, ou de marée,* suivant les lois générales de l'attraction. Pour tirer parti de cet agent si puissant, il employoit des aimans réels, faits avec l'acier magnétique du Père *Hell,* préparés par le constructeur de ce Physicien célèbre, & façonnés de manière à être appliqués commodément au corps. La seule commodité de l'application faisoit, selon lui, tout le mérite de leur figure. Il n'avoit observé aucune différence dans leur usage, relativement à leurs poles; les aimans de Vienne ne lui paroissoient mériter aucune préférence sur ceux de France, d'Angleterre ou de tout autre endroit ; mais il suivoit dans leur application des procédés particuliers, auxquels il attribuoit la même importance que le Père *Hell* attachoit à la forme des aimans, & sans lesquels on ne devoit pas être étonné, selon lui, de voir que la cure magnétique fût presque impossible, au moins très-incertaine, & qu'elle n'eût pas réussi dans les épreuves faites en France & en Angleterre, contre les maux de dents & les crampes d'estomac.

M. *Mesmer* rappeloit à quelques maximes fondamentales les divers procédés qu'il avoit découverts, & à l'aide desquels il croyoit être parvenu à déterminer sur quelles parties, en quelle quantité, dans quelle direction, avec quelles précautions on doit appliquer l'aimant. Suivant lui, l'écoulement magnétique devoit être harmonique, uniforme & constant, dirigé spécialement sur la partie qui n'étoit pas harmonique, & déterminé vers les extrémités inférieures. Dans l'application des aimans, il recommandoit de les distribuer également de chaque côté aux extrémités inférieures & supérieures ; & sur le milieu du corps, comme le long de l'épine, où on les applique un à un, de les placer préférablement vers l'origine des nerfs des parties malades. Presque dans tous les cas on devoit alors, selon lui, en attacher de courbes sous les genoux, ou d'elliptiques sous la plante des pieds. Dans les crampes d'estomac & les vomissemens, on en appliquoit un figuré comme un cœur, & dans les coliques un pareil sur le nombril. Dans les sujets irritables, M. *Mesmer* avertissoit de n'en point appliquer sur la tête, mais fur la nuque ou au devant de la poitrine ; & dans tous les cas où l'on en y auroit appliqué, d'en placer auffi aux parties inférieures. Il recommandoit au refte de porter les aimans le jour & la nuit, de les ferrer étroitement fur la peau. Non-feulement il en augmentoit le nombre pendant les accès, fuivant les circonftances; il confeilloit encore d'en porter conftamment quand on étoit parvenu à les diffiper.

M. *Mefmer* ne fe contentoit pas d'envoyer aux favans les aimans néceffaires pour répéter les expériences; il leur communiquoit encore fes principes, qu'il donnoit comme faifant proprement l'effentiel de la cure magnétique. Certains procédés formoient fur-tout la bafe de ce qu'il appeloit fa méthode ordinaire, par communication & augmentation ou renforcément. Regardant la matière magnétique comme peu différente du fluide électrique, & perfuadé qu'elle pouvoit de la même manière fe concentrer, fe propager par l'intermède d'un grand nombre de corps, principalement par le verre & par l'eau, par l'approche & le toucher d'une perfonne qui en eft impregnée, qu'elle pouvoit être auffi fingulièrement excitée par l'électricité, il employoit ces divers moyens, principalement les bains, pour opérer ce qu'il appeloit le renforcement du magnétifme; renforcement qu'il pouvoit encore obtenir avec une promptitude & une force incroyable par d'autres moyens.

Avec le fecours de ces divers procédés, & de fa théorie qu'il préfentoit comme une importante découverte, M. *Mefmer* annonçoit, nonfeulement qu'il avoit traité avec fuccès diverfes affections, (qu'il avoit rétabli le cours des menftrues & des hémorroïdes, & remédié fur le champ aux accidens que ces fuppreffions avoient occafionnés; qu'il avoit guéri par le même moyen l'hémophthifie, une paralyfie à la fuite d'une apoplexie, un tremblement furvenu après un accès de colère, & tous les accidens hypocondriaques, convulfifs & hyftériques) mais qu'il croyoit encore le magnétifme propre à combattre la mélancolie, la manie, les fièvres intermittentes; que l'épilepfie devenoit curable par fes procédés, & qu'ils étoient applicables, en fouffrant toutefois quelques exceptions, aux divers états de paralyfie. Ainfi *Paracelfe*, en fuppofant à l'aimant des propriétés & une action qu'on ne lui avoit point encore reconnnue, lui avoit attribué une efficacité fingulière, & en avoit étendu l'application à un très-grand nombre de maladies nerveufes ou humorales, & toutes plus ou moins rebelles.

Vienne devint à cette époque un foyer d'où cette pratique fe répandit dans toute l'Allemagne, & même au dehors. On s'empreffa de s'y pourvoir des aimans néceffaires pour répéter & varier les épreuves; & le plan d'expériences qu'on y avoit fuivi devint la méthode générale.

M.

M. *Unzer*, célèbre Médecin d'*Altona*, se livra des premiers à ces essais. Il publia en 1775 un journal très-détaillé (124) des phénomènes observés sur une femme de vingt-six ans, en lui faisant porter les aimans artificiels. Cette femme avoit essuyé, à la suite de plusieurs couches fâcheuses, des mouvemens spasmodiques, compliqués de crampes, de convulsions, de contractions, de paralysie, à la suite desquels il lui restoit une telle foiblesse des muscles de la tête, qu'elle pouvoit à peine la soutenir. Les mêmes symptômes s'étoient renouvelés dans le cours d'une cinquième couche. On appliqua l'aimant à la main droite & aux jambes. La malade en fut beaucoup soulagée. On observa pendant le traitement un grand nombre d'effets très-curieux, qui méritent d'être lus dans l'ouvrage même. M. *Unzer* s'étoit encore servi du même remède sur différentes personnes épileptiques ; mais ces malades n'en avoient retiré aucun fruit.

M. *Deiman*, Docteur en Médecine à Amsterdam, donna cette même année 1775, une traduction en langue hollandoise, de l'ouvrage de M. Unzer. (125) Dans la préface dont il l'avoit enrichie ; l'auteur rapporte qu'il avoit guéri parfaitement, dans l'espace de onze jours, au moyen de l'aimant artificiel, une femme âgée de cinquante-sept ans, attaquée aux deux bras d'une paralysie qui la privoit de tout mouvement & de tout sentiment, & affligée d'une surdité complète de l'oreille gauche. A cette époque M. *Deiman* annonçoit dans une lettre, qu'il traitoit deux autres personnes avec l'aimant artificiel. L'une étoit un homme incommodé depuis deux ans d'un tremblement excessif de tout le corps ; sa tête penchoit sur le côté gauche, & la parole étoit très-difficile. Cependant, quatorze jours après l'application des aimans, le tremblement avoit étonnamment diminué, le mouvement des membres & la parole étoient plus libres, la tête se redressoit, & le malade pouvoit saisir une aiguille avec ses doigts. L'autre malade étoit une fille

---

(124) *Beschreibung eines mit dem künst-lichen Magneten angestellten medicinischen versuche*, von Johann. Cristoph. *Unzer*. Hamburg. 1775, 144 pages in-8.

M. Unzer rend compte dans cet ouvrage de l'observation que nous venons d'indiquer ; il l'accompagne de réflexions très-judicieuses. Elle a été rapportée dans la *Gazette universelle de Littérature des Deux-Ponts*, n°. 85, 1775, & dans le n°. 46 du *Correspondant d'Hambourg*. On peut consulter encore la *Gazette salut.* 1775, n°. 18, 47. Le *Journal encyclop.* 1777, 1er. février, pag. 497, &

15 février, pag. 133. La *Bibliothèq. universelle Allemande*, vol. 26, 1re. partie, pag. 181, 192. Le *nouveau Mercure savant d'Altona*, &c.

(125) *Geneeskundige proefneeming met den door konst gemaakten magnetit.* &c. c'est-à-dire, *Expériences médicinales faites avec l'aimant artificiel par M. Unzer, exposées & enrichies d'une préface par J.* Rod. *Deiman*, doct. en méd. à Amsterdam. Amsterdam, 1775, *Gazett. salut.* 1775, n°. 44 ; & 1777, n°. 10. *Journal encyclop.* 15 février 1777.

F

de dix-fept ans, à laquelle il étoit refté, à la fuite d'une fièvre tierce, une violente rétraction de la jambe; depuis près de deux ans qu'elle étoit dans cet état, la jambe étoit exténuée à un point extrême. Il y avoit d'ailleurs fièvre hectique. Après quatorze jours de l'application des aimans, la jambe s'étoit redreffée, la fièvre avoit ceffé, l'appétit étoit revenu, & la malade avoit commencé à marcher.

L'obfervation fuivante fut également communiquée en 1775. Un homme, (126) qui dans fa jeuneffe avoit été fomnambule, & fujet à de grandes douleurs au yeux, dont il fe reffentoit encore, ne connoiffoit d'autre calme pendant la nuit, qu'un fommeil inquiet & fatigant, accompagné de convulfions, de tremblemens, & douloureufement interrompu au bout de fix à fept minutes, qu'il fe réveilloit agité de la plus grande frayeur, & jetant les hauts cris. Cet état d'angoiffe duroit prefque toujours jufqu'au matin. Après un grand nombre de remèdes tentés infructueufement, l'aimant procura un foulagement marqué en peu de jours. Les douleurs & la rougeur des yeux fe diffipèrent, & le malade put jouir pendant la nuit d'un fommeil long & tranquille.

Dans le même temps M. *Bolten*, Médecin-Penfionné de la ville de Hambourg, publia la *Relation d'un effai fait avec l'aimant artificiel dans une maladie nerveufe*. (127) La malade porta les aimans pendant quatorze jours, & n'en reçut aucun foulagement. M. Bolten continua fes recherches (128), & il ne vit pas produire à l'aimant des effets auffi heureux que ceux que l'on avoit annoncés. Cependant il furvint quelques changemens dans l'état de fes malades; mais l'obfervateur ne les attribuoit point à l'action de l'aimant.

L'année 1777 vit paroître un Ouvrage du Docteur *Heinfius*, Médecin-

---

(126) *Avis donné au public* par Guillaume *Bauer*, profeffeur de mathématiques dans l'école normale à Vienne, *fur l'efficacité du remède de l'aimant*, découvert par M. Mefmer. *Gazett. de Schaffoufe*, art. de *Vienne en Autriche*, daté du 14 mars 1775. *Gazett. falut.* 1777, n°. 2. *Journal encyclop.* 1776, 15 décembre, pag. 512.

(127) J. F. *Bolten &c. Nachricht von einem mit dem kunftlichen Magneten gemachten Verfuch in einer nervenkrankeit*, &c. Hambourg, 1775. *Gaz. falut.* 1775, n°. 25, 47.

(128) *Continuation des recherches fur*

l'ufage de l'aimant dans les maladies nerveufes, par M. *Bolten*, 1775, Biblioth. univ. Allem. tom. 28, 2ᵉ. part. pag. 450. Dans la *Medicinifch Chirurgifche Bibliothek*, M. *Tode*, profeffeur à Copenhague, annonce également *vol. 5, pag. 186*, qu'on n'avoit obfervé dans cette ville encore aucun fuccès de l'application de l'aimant.

(129) *Beytrage zu den Verfuchen, &c.* c'eft-à-dire, *Additions aux effais qu'on a faits dans différentes maladies de l'aimant artificiel*. Leipfic, 1777. *Journal encyclop.* 1777, 1ᵉʳ. juillet, tom. 5, part. 1.

Penſionné à Sorau (129). L'auteur dans cet écrit rapporte ſept obſervations ſur différentes maladies, dans leſquelles il paroît que l'aimant
fut toujours employé avec ſuccès. L'épilepſie forme le ſujet des deux
premières. (130) Ces obſervations ne furent pas accueillies favorable-
ment. Les maladies n'y parurent pas toujours exactement décrites.
L'auteur n'avoit pas donné l'excluſion aux autres remèdes qu'il avoit
employés concurremment avec l'aimant, & les réſultats de ſes eſſais
étoient ſouvent incertains.

En 1778 M. *Hemman*, Chirurgien Royal penſionné des armées
Pruſſiennes, publia des *Additions aux Cures* (131) *opérées au moyen
de l'aimant*. L'année ſuivante on vit paroître une brochure (132) anonyme, dans laquelle l'auteur rendoit compte des effets de l'aimant dans
une affection mélancolique très-ſingulière. Un laboureur hypocon-
driaque, qui s'étoit retiré dans les Alpes, où il avoit paſſé quatre jours
& quatre nuits dans un endroit écarté, ſans boire ni manger, avoit
contracté de violens maux de tête, une très-grande inſenſibilité au
froid, & une inſomnie complète, en même temps qu'il avoit perdu
la faculté d'avaler & de parler. Dans l'impoſſibilité de faire uſage de
médicamens internes, l'auteur tenta des remèdes extérieurs ; mais ce
fut infructueuſement, juſqu'à ce qu'il eut recours à un aimant aſſez
fort pour tenir ſuſpendues vingt-ſix livres de fer. Il appliqua ſouvent cet aimant, le pole ſeptentrional ſur la peau, en le faiſant paſſer
du ſommet de la tête, où les douleurs étoient les plus violentes, à la
région du menton. Après un certain temps de ſon uſage, il ſurvint une
hémorragie du nez aſſez conſidérable, qui mit fin à la céphalalgie.
Le malade commença à pouvoir ouvrir la bouche, & ſa ſanté ſe rétablit par degrés.

---

(130) Dans les deux ſuivantes, l'aimant fut appliqué pour calmer une violente douleur de gorge avec reſſerre-
ment, ſurvenue à la ſuite d'une diarrhée
dans deux femmes. La ſuppreſſion des
lochies eſt l'objet de la 5ᵉ. La malade
qui fait le ſujet de la 6ᵉ. étoit une femme
hyſtérique, tourmentée depuis quelques
jours d'une rétention d'urine. Dans la
dernière, il eſt fait mention d'un violent battement de cœur accompagné
de vertiges, ſurvenu à la ſuite d'une
péripneumonie, & paroiſſant dépendre
d'une métaſtaſe dont l'humeur donna
lieu à un abcès qui termina tous les
accidens.

(131) *Medicinifch-Chirurgifche Auf-
fætze &c.* c'eſt-dire, *Mémoires de Médecine & de Chirurgie ſur des ſujets hiſto-
riques & pratiques.* Berlin, 1778. Les
obſervations ſur l'aimant forment le
1ᵉʳ. mémoire de ce recueil. *Gazet. ſalut.*
1779, n°. 19, 13 mai.

(132) *Stoff zu Betrachtungen, &c.* c'eſt-
à-dire, *matière à des conſidérations pour
les ſcrutateurs de la nature, & les médecins, &c.* Opuſcule de 68 pages in-4.
1779, ſans nom d'auteur, de lieu d'impreſſion, ni de Libraire. L'auteur ſigne
à la fin de l'épitre dédicatoire, *V. W.
à Leſis près Feldkirch. Gazet. ſalut.* 1780,
n°. 32.

F ij

Le magnétifme médicinal a particulièrement occupé M. *de Harfu*, Confeiller au Grand-Confeil de la République de Genève, & Correfpondant de la Société. Ce phyficien eftimable s'eft frayé dans fes recherches une route particulière. Imbu de la nouvelle doctrine du magnétifme animal, mais non moins pénétré de l'efficacité des aimans artificiels & de la néceffité de leur application, il a cru devoir allier ces deux genres de procédés ; & c'eft en les réuniffant dans fes effais, qu'il croit être parvenu à donner à la méthode magnétique quelques nouveaux degrés de perfection, qu'il communique au public dans l'Ouvrage (133) qu'il vient de publier.

M. de Harfu penfe, avec M. Mefmer, que le principe falutaire de l'aimant n'eft pas le même par lequel il attire le fer, mais celui dont on avoit à peine foupçonné l'exiftence avant qu'il eût été queftion du magnétifme animal, & qui diffère du premier par fa plus grande volatilité ou difpofition à s'évaporer. Ce principe abandonne l'acier des aimans artificiels beaucoup plus promptement que la vertu attractive. Il paroît répandu dans notre atmofphère, dont il fait partie. On connoît différentes fubftances fimples qui en font pourvues naturellement, & l'on peut pouffer plus loin ces découvertes : le corps humain fur-tout paroît en être plus particulièrement impregné ou pénétré, quoiqu'il foit également fufceptible d'être doué d'un principe contraire, non moins réel & deftructeur du premier.

M. de Harfu admet encore, que ce principe peut être propagé, concentré par l'intermède d'un grand nombre de corps ; mais, parmi les divers moyens de propagation & de renforcement, l'acier eft, fuivant lui, la fubftance qui réunit le plus d'avantages, parce qu'elle a non-feulement plus de facilité à s'empreindre du magnétifme animal ou principe falutaire, & de le conferver, mais encore celle de prendre à volonté une figure plus convenable aux parties fur lefquelles on veut en appliquer.

Pénétré de ces dernières affertions, M. de Harfu fait de l'application des aimans artificiels la bafe de fa méthode ; & c'eft à perfectionner leur force, à feconder leur action, qu'il fubordonne & fait concourir toutes fes autres connoiffances, même celles qui fembleroient y avoir le moins de rapport, fi, comme on l'a avancé, le magnétifme animal différe effentiellement du minéral.

Ainfi, fes recherches fur la volatilité de ce principe falutaire lui fervent à faire fentir la néceffité d'une plus prompte réparation des pièces aimantées, qu'on ne l'avoit foupçonné. Ainfi, la différence des tem-

---

(133) *Recueil des effets falutaires de l'aimant dans les maladies.* Genève, 1782, in-12.

péramens, qui font plus ou moins propres à être impregnés du magnétifme animal, lui donne lieu de pofer des règles fur la connoiffance
des maladies auxquelles il convient ou pourroit être contraire. Il s'étend
également fur la néceffité de diftinguer les perfonnes qui en font pourvues naturellement, fur le choix de l'acier plus ou moins propre à s'en
laiffer pénétrer, fur celui des ouvriers ou des perfonnes qui préparent
les pièces & les aimantent, puifqu'il peut exifter en elles une difpofition
deftructive de ce principe.

Il déduit auffi de ces notions l'utilité de différens procédés magnétiques, pour feconder l'application des aimans, qui feule ne fuffit pas toujours. Tels font l'ufage de l'eau aimantée en boiffon, lavage
& lavemens, bains généraux & particuliers, fomentations ; l'application
d'emplâtres, fachets, facs & bouteilles aimantés, propres à concentrer
& faire agir fur les malades une plus grande quantité de magnétifme
animal ou principe falutaire.

Mais c'eft particulièrement à perfectionner la vertu des aimans artificiels, véritables conducteurs de ce principe, que M. de Harfu a donné
toute fon attention. Ses recherches en ce genre ont porté fur différens
points qui paroiffent très importans ; fur la forme & la difpofition à
donner aux pièces, relativement aux parties auxquelles on doit les
appliquer, fur le choix de l'acier & les procédés de la trempe, fur la
différence des émanations de chacun des poles, & la manière d'en faire
ufage en les dirigeant convenablement ; enfin, fur différens procédés
magnétiques, appropriés aux différentes maladies pour lefquelles fe doit
faire l'application. M. de Harfu femble fur-tout avoir donné un nouveau
degré de perfection à cette méthode, non-feulement en portant l'étendue
de fes aimans jufqu'à la longueur de deux pieds, comme il a été, dit-il,
conduit à le faire par divers fuccès, mais encore en employant des
pièces compofées de plufieurs barreaux de ce volume, auxquelles il
a recours, lorfque les pièces fimples ne fuffifent pas. M. de Harfu a fait
un grand ufage de ces forts aimans en les plaçant fous les matelas
pendant la nuit, en foumettant les malades à leur application à plufieurs
reprifes dans la journée ; enfin, en les employant pour aimanter l'eau
des bains & des boiffons. Il penfe qu'en cela M. Mefmer n'a pas tiré
tout le parti poffible des aimans artificiels, & il lui reproche en quelque
forte de les avoir abandonnés trop légèrement.

C'eft ainfi qu'avec la méthode reçue de l'application des aimans artificiels, M. de Harfu penfe qu'on doit faire concourir la nouvelle doctrine du magnétifme animal. Employant les aimans au moins comme
un bon acceffoire, & recommandant fes procédés, qu'il s'occupe depuis
long-temps à perfectionner, il regarde la méthode de M. Mefmer
comme ne devant peut-être devenir jamais auffi généralement appli-

cable que celle des aimans artificiels, dont il reconnoît qu'il a reçu de lui les premiers documens, & que tout le monde, ajoute-t-il, lui a vu si long-temps & si ouvertement éprouver avec avantage.

A l'aide de ces divers procédés, M. de Harsu croit avoir découvert dans le magnétisme un grand nombre de propriétés aussi importantes que réelles. Il le regarde comme un des plus grands apéritifs, si ce n'est le plus puissant qu'il y ait dans la nature. Sa faculté dépurative lui paroît sur-tout bien constatée. De ces deux qualités il infère qu'il doit être propre aux maladies chroniques, rhumatismales, nerveuses & goutteuses; & pour le confirmer il rapporte qu'il l'a employé avec avantage non-seulement dans un grand nombre de rhumatismes, soit simples, soit compliqués d'un vice laiteux ou goutteux, dans des cas de fluxions sur les yeux, les dents & autres parties de la tête, dans différentes maladies des articulations, telles qu'un état de roideur & de foiblesse, ou accompagnées de l'épaississement des sucs, comme il arrive après les longues suites d'entorses, de foulures, extensions de nerfs, d'ankyloses, de tubercules ou nodus goutteux; dans certaines espèces de tumeurs lymphatiques ou dépôts froids, telles que les écrouelles, les engelures, les loupes, les goîtres, des obstructions aux hypocondres; dans certains vices organiques, tels que les carnosités de l'urethre, & même le rachitis; mais encore dans plusieurs affections du genre des maux de nerfs, sur-tout ceux qui sont produits par une humeur âcre & vague, dans l'état qu'on désigne plus particulièrement sous le nom d'affoiblissement du genre nerveux, ou de foiblesse des nerfs; dans plusieurs espèces de douleurs très-vives en différentes parties du corps; dans les spasmes, les crampes, les rétractions spasmodiques des nerfs; enfin dans l'épilepsie. Les affections du genre des paralytiques lui ont également offert des succès. Ainsi M. de Harsu rapporte le soulagement qu'il a éprouvé dans l'affoiblissement de la vue avec ophthalmie, dans la surdité, & dans des cas de membres perclus, avec impotence & froid habituel, dont la goutte & la paralysie étoient le principe. (134) Ce n'est point

---

(134) Les expériences de M. de Harsu paroissent avoir pour première date l'année 1775, qu'il essaya sur lui-même l'application de l'aimant. Il en rendit compte dans les *Affiches du Dauphiné* & dans le *Journal encyclopéd.* du 15 juillet 1776, pag. 324. Voyez aussi la *Gazette salut.* 1776, n°. 33. Cette première observation a été citée par M. Tissot, dans son *Traité des Maladies des Nerfs*, tom. 4, pag. 399.

Le Journal encyclopédique a publié depuis cette époque plusieurs autres lettres de M. de Harsu. La 1re. dans le Journal du 15 novembre 1776, pag. 128, (Voy. aussi *Gazet. salut.* 1776, n°. 51.) La 2e. dans le Journal du 15 décembre 1776, pag. 512. (Voy. aussi *Gazet. salut.* 1777, n°. 2.) La 3e. dans le Journal du 1er. & du 15 février 1777. (Voy. aussi *Gazet. salut.* 1777, n°. 6, 7, 8, 9, 10.) La 4e. dans le Journal du 15 décembre 1777, pag. 512.

La *Gazette salutaire* contient en outre

ici le lieu d'apprécier le mérite de ces recherches : nous nous conten-
terons de louer le zèle qui les a fait entreprendre. C'est une justice
d'avouer que peu de physiciens se sont autant occupés du magnétisme
que M. de Harsu, par lequel nous terminerons ce que nous avons à dire
des travaux auxquels cette doctrine a donné lieu parmi les physiciens
étrangers.

On s'empressa en France de prendre part à des travaux aussi utiles.
Les essais de M. Klarich pour la guérison des maux de dents, y avoient
été annoncés dans les mois de juin & d'août 1765 ; & sur cette simple
annonce, M. d'*Arquier*, de l'Académie des Sciences de Toulouse,
entreprit, dès le mois de septembre, une suite d'expériences, dont il
rendit compte l'année suivante, dans une lettre adressée à M. *de la Lande*,
de l'Académie royale des Sciences (135). Le physicien de Gottingue
n'avoit employé dans ses épreuves que la pierre d'aimant. Les aimans
artificiels ne lui étoient pas connus, ou il n'avoit pas cru devoir les
préférer pour le genre de recherches auxquelles il s'étoit livré. Plusieurs des médecins qui marchèrent immédiatement sur ses traces, tels
que MM. *Stromer, von Aken, Kœstner, Hollmann, Hesse & Boesnier
de la Touche*, n'avoient pas négligé de s'en servir. M. d'Arquier, à
l'exemple de M. Klarich, employa, dans ses premiers essais, la pierre

---

deux autres lettres de M. de Harsu ;
l'une insérée dans le n°. 6, 1779 ; (Voy.
aussi *Journal encyclop.* 1er. janvier 1779,
pag. 129.) une autre insérée dans le
n°. 6, 1780. (Voy. aussi la *Gazet. de
Santé.*)

Dans ces différentes lettres, M. de
Harsu ne s'étoit pas contenté de communiquer les succès qu'il avoit obtenus en
faisant lui-même usage de l'aimant. Il
avoit aussi cru devoir recueillir un grand
nombre d'observations déja faites sur
cet objet, mais restées éparses dans
plusieurs ouvrages étrangers ou natio-
naux. C'est de même ce double objet
que M. de Harsu s'est proposé dans
son ouvrage, & qu'il a rempli avec
plus de détail & d'étendue.

Parmi les observations qui lui étoient
propres, & qu'il avoit rapportées dans
les recueils publics que nous venons
d'indiquer, M. de Harsu en avoit communiqué plusieurs à la Société, avec
des détails particuliers. Nous nous se-

rions fait un devoir de les publier dans
la seconde partie de ce mémoire, avec
les observations du même genre, que
la Compagnie a reçues de ses corres-
pondans, si M. de Harsu ne nous avoit
prévenus.

Nous aurions aussi fait connoître les
observations de M. Filliet, étudiant en
chirurgie, neveu de M. de Harsu, &
son élève en cette partie. Ces observations avoient été communiquées également à la Société. Elles contiennent
plusieurs détails qui méritent attention.
M. de Harsu a cru devoir les placer
dans son ouvrage, pour confirmer l'efficacité de sa méthode particulière dont
M. Filliet a suivi les procédés dans ses
observations.

(135) Cette lettre est insérée dans la
Bibliothèque des Sciences & Beaux-Arts
pour l'année 1766, tom. 26, part. 2,
pag. 550. Voy. aussi *Gazet. salut.* 1767,
n°. 25, 18 juin. *Gotting. Anzeig. von
Gelehrten sachen*, 1766. pag. 385.

d'aimant. Il fit enfuite fabriquer des barreaux d'acier commun d'Allemagne, qu'il aimanta par la méthode de la *double touche*, & dont il
forma des aimans artificiels avec lefquels il continua d'opérer un grand
nombre de guérifons.

L'année fuivante (1767), M. *de la Condamine*, médecin à *Romans*
en Dauphiné, confirma, par fes obfervations (136), l'efficacité de
cette méthode. Il l'employa avec avantage dans les douleurs de dents.
Ce genre d'effais étoit devenu l'objet de l'attention d'un grand nombre
de Phyficiens. Un obfervateur anonyme avoit publié dans la *Gazette
falutaire* (137), des réfultats favorables fur cet objet. Un des auteurs
de cet utile ouvrage les avoit confirmés par quelques fuccès (138).
Plufieurs autres phyficiens s'étoient empreffés également de s'en occuper. Tels furent (139) M. *Sigaud de la Fond* & M. *Defcemet* à Paris,
& le *Père Paulian*, fous les yeux de M. *Razoux*, médecin d'un mérite
très-diftingué, à *Nîmes*.

On ne borna pas au feul mal de dents les effais que l'on fit en France
de la vertu de l'aimant. A l'exemple de M. Klarich, on s'empreffa d'en
éprouver les avantages dans le traitement de plufieurs affections nerveufes. Dès 1766, l'auteur anonyme, indiqué dans les *Affiches de Bordeaux*, annonça qu'il fe propofoit d'effayer l'effet de l'aimant pour la
guérifon des rhumatifmes, de la goutte, des migraines & d'autres maladies ou douleurs locales. Après un grand nombre d'heureux effais dans
les douleurs de dents, M. de la Condamine, en 1767, l'éprouva fur
l'œil d'une malade attaquée d'une ophthalmie invétérée. L'aimant
ne produifit aucun foulagement. L'auteur des *Lettres hebdomadaires*
avoit recueilli dans cet ouvrage publié en 1770 (140), plufieurs faits
fur l'efficacité de l'aimant contre les tremblemens. L'année fuivante,
il rendit compte d'une obfervation en ce genre, qui lui étoit particu-

---

(136) *Obfervations fur la vertu de l'ai-
mant contre le mal de dents*, Journal de
Médecine, feptembre 1767, pag. 265.
— *Gaz. falut.* 1768, n°. 1, 7 janvier.

(137) *Confirmation de la découverte de
la vertu de l'aimant contre les maux de
dents*. Lettre adreffée à l'auteur de la
Gazette falut. 1766, n°. 2. On peut confulter encore fur cet objet, les *Affiches
& Annonces*, &c. qui paroiffent avoir
défigné l'auteur anonyme de cette lettre
fous le nom du *Praticien de Bordeaux*.
Feuilles du 7 mai 1766, n°. 19. — 18
juin même année, n°. 25 & n°. 14,

feuille du 1ᵉʳ. avril 1772. Voyez auffi
les *Affiches de Bordeaux* des 6 & 13
février 1766, & la *Gaz. falut.* 1766,
n°. 51. *Obfervations fur la guérifon du
mal de dents*, adreffées aux auteurs de la
Gazette falutaire.

(138) *Gazet. falut.* 1766, n°. 15.

(139) *Leçons de Phyfique expérimentale*, tom. 2, pag. 486. Paris, 1767.
Dictionn. de Phyfiq. &c. &c. vol. 1,
pag. 78.

(140) *Lettres hebdomadaires fur l'utilité
des minéraux dans la fociété civile*, tom,
2, lett. 31, ann. 1770.

lière,

lière (141). Les essais ayant été suivis & multipliés, plusieurs observateurs se crurent bientôt fondés à annoncer que l'aimant porté en amulette guérissoit celles des palpitations de cœur qui dépendent de la disposition du genre nerveux, certaines crampes & plusieurs autres affections des nerfs. Les papiers publics annoncèrent en 1772 ces nouveaux avantages (142). Enfin, tandis que le *Père Hell* à Vienne étendoit encore l'usage de l'aimant à un plus grand nombre de maladies, on s'occupoit à Paris des mêmes recherches. M. *Descemet*, docteur-régent de la Faculté, publia, en 1775, une lettre très-étendue (143) sur les effets salutaires de l'aimant artificiel dans plusieurs affections. Deux faits singuliers frappent sur-tout l'attention dans cette lettre, où l'auteur expose un grand nombre d'instructions particulières sur la manière de varier l'application de l'aimant, suivant le siège & l'espèce des maladies pour lesquelles on l'emploie. Il seroit à desirer, vu la nature de ces résultats, que les observations qui les ont présentés eussent été communiquées dans tous leurs détails.

En 1777, l'article des *Lettres hebdomadaires* qui traitoit de l'aimant, reparut enrichi de nouveaux faits dans la *Médecine moderne* publiée à cette époque. L'auteur y fait mention du témoignage de plusieurs praticiens sur la vertu de l'aimant appliqué au bas-ventre dans les affections hystériques, & sur son efficacité contre les tremblemens. On trouve en ce dernier genre une observation intéressante, insérée dans la *Gazette salutaire* (144). M. *Missa*, docteur-régent de la Faculté de Médecine de Paris, à qui nous en sommes redevables, ajoutoit que les pierres d'aimant dont la malade s'étoit servie, avoient été portées avec le plus grand succès par la personne qui les avoit procurées ; & que, depuis plusieurs années, les papiers publics avoient fait mention de différentes guérisons du même genre, opérées par l'aimant mis en usage d'après ses conseils. Il terminoit son observation en faisant pressentir les avantages que l'on pourroit tirer de son application dans les fièvres malignes nerveuses, accompagnées de symptômes convulsifs, de soubresauts dans les tendons, dans les points de côté, & sur-tout pour les enfans dans les convulsions que le travail de la dentition leur occasionne.

Nous ne porterons pas plus loin nos recherches sur les auteurs qui

(141) *La Nature considérée, &c.* tom. 5, ann. 1771. *Gazet. salut.* 1771, n°. 45.

(142) *Journal des Savans*, mai 1772, pag. 827. — *Avantcoureur*, n°. 8, 24 février 1772. — *Gazet. de Schaffouse*, n°. 5, 18 janvier 1775.

(143) *Journal de Politique & de Littérature*, ann. 1775, n°. 20, 15 juillet, tom. 2, pag. 339. *Gazet. salut.* 1775, n°. 34.

(144) Observation sur les effets salutaires de l'aimant, &c. *Gazet. salut.* 1778, n°. 33.

se sont occupés du magnétisme; les nouvelles autorités (145) que nous pourrions recueillir, n'ajouteroient rien aux précédentes; il n'en résul-

---

(145) On peut consulter encore sur cet objet les ouvrages suivans.

1°. *Sammlung der neuesten gedruckten und geschriebenen Nachrichten von Magnet curen.* Leipsic, 1778. C'est un recueil de différentes lettres & d'extraits d'ouvrages qui ont paru sur cette matière. L'auteur y confond le magnétisme animal & l'aimant.

2°. *Historia Trismi Tonici quadraginta ferè septimanarum à Philiatro de Voocher magnete curati.* Friburg. in-8.

3°. *Analyse des fonctions du système nerveux*, par M. de la Roche, médecin à Gênève. Tom. 2, pag. 305, 1778. L'auteur y parle de l'efficacité des aimans artificiels pour rétablir la chaleur, la transpiration & l'écoulement périodique des règles; pour calmer des douleurs aiguës & autres symptômes nerveux, pour fortifier des organes affoiblis. » Je me suis moi-même guéri, » ajoute-t-il, par leur moyen, d'une » éruption dartreuse qui commençoit à » m'incommoder beaucoup. »

4°. *Journal de Médecine*, mars 1781, pag. 272. On y lit une observation de M. Cosnier, docteur-régent de la Faculté, sur le soulagement qu'éprouva, de l'application des aimans de M. l'Abbé le Noble, une dame tourmentée d'une chaleur excessive aux pieds, qui la privoit du sommeil. On cite au même endroit plusieurs autres observations de M. Cosnier, dont on n'indique pas l'objet, mais qui tendent à prouver le danger de l'application de l'aimant lorsqu'il est administré inconsidérément, soit relativement à la constitution des sujets, à la nature & à la sensibilité des parties sur lesquelles on applique les pièces aimantées, soit par rapport à la force qu'on leur donne, ou lorsqu'on en multiplie trop le nombre.

5°. *Verhandelingen van het Bataviaasch genootschap der Konsten en Wetenschapen*, in-8.

C'est le premier volume des Mémoires de la Société qui s'est formée depuis quelques années à Batavia, & qu'elle y a publié en 1777. Il contient des observations de M. *Van Der Steege*, sur l'usage de l'aimant artificiel contre plusieurs maladies, sur-tout contre les dérangemens du mouvement & du sentiment. L'auteur rapporte qu'il a rencontré des malades sur lesquels cette application n'a rien opéré, & d'autres dans lesquels elle a excité des douleurs brûlantes & lancinantes. Les personnes qui avoient pris du mercure ne pouvoient en supporter l'usage. Voy. *Gaz. salut.* 1782, n°. 7.

6°. Journal Italien, intitulé *Journal historique de Médecine*. Venise, 1776. On y rapporte une observation d'épilepsie guérie avec le secours des aimans, par le docteur Israël-Loue-Dieu Cases de Mantoue. Voyez ouvrage de M. *de Harsu*, pag. 63.

7°. *Récit des effets salutaires de l'aimant dans une maladie nerveuse*, par M. Fourot, docteur en médecine en l'Université de Besançon. La malade éprouvoit des mouvemens convulsifs dans les muscles du cou, qui lui agitoient la tête comme celle d'un automate. Ces secousses se communiquoient rapidement aux bras & à l'estomac. Elles étoient accompagnées de palpitations, de foiblesses, & d'un état comateux dans lequel les yeux étant fermés, la tête tombant sur la poitrine, & les jambes fléchissant sous le poids du corps, au point qu'il falloit soutenir la malade pour prévenir sa chûte, elle conservoit la connoissance, avec la faculté d'entendre sans pouvoir proférer une seule parole. M. Fourot eut recours aux aimans de M. l'Abbé le Noble, qui procurèrent un soulagement aussi subit que marqué. *Gazet. salut.* 1779, n°. 6, 11 février.

teroit pas plus d'éclaircissemens que des premières, sur l'objet qui nous occupe, & qui, pour le rappeler ici, consiste à reconnoître si la doctrine du magnétisme doit être enfin reléguée au nombre des erreurs, ou comptée d'une manière irrévocable parmi les vérités utiles.

En effet, tel a été le sort de cette doctrine, que, malgré l'importance de son objet, malgré l'attention suivie avec laquelle les auteurs, en plus ou plus moins grand nombre, n'ont cessé, depuis le règne de la vraie physique jusqu'à nous, de s'en occuper, on n'est point encore parvenu à déterminer l'opinion qu'on doit s'en former. Ni le caractère d'ancienneté qui distingue son origine, ni la tradition la plus constamment soutenue sur ses avantages, ni une longue suite d'expériences sur son efficacité, n'ont pu fixer encore sa destinée. Il semble même que tant de titres si bien faits, en général, pour assurer parmi les hommes le sort d'une vérité, pour cimenter un point de doctrine, n'aient eu pour celle que nous examinons ici, que des effets contraires. La doctrine du magnétisme avoit pris naissance dans une source d'erreurs si singuliérement extravagantes; les vertus médicinales & naturelles que les anciens lui avoient attribuées, en petit nombre, étoient alliées à tant de propriétés ridicules & superstitieuses, parmi lesquelles elles étoient confondues, que le sort de celles-ci devenant commun aux premières, elles furent enveloppées dans le même arrêt de proscription. La tradition des auteurs ne parut pas un meilleur témoignage en sa faveur; loin d'épurer cette doctrine, on voit qu'elle la remplit de nouvelles erreurs depuis le règne de Paracelse & des Alchimistes. Elle ne fit donc aucune impression sur les esprits. L'expérience n'eut pas d'abord sur cet objet une influence plus heureuse. Le défaut de moyens empêcha de multiplier les premières épreuves; & les succès dont elles furent suivies ne purent déterminer la confiance, parce qu'étant trop peu nombreux, ils ne purent sortir de la classe des faits extraordinaires. Il n'y eut pas même jusqu'à l'analogie qui sembloit devoir disposer plus efficacement les esprits en faveur du magnétisme, dont on tira des inductions défavorables. Quelque frappans que soient les rapports de cet agent de la nature avec l'électricité, l'examen offre entre eux aussi des différences remarquables; & c'étoit sur-tout relativement à leur activité sur l'économie animale, que ces différences devenoient plus marquées, & contraires au magnétisme. On reconnoissoit dans la matière électrique un fluide actif qui manifestoit sa présence dans l'atmosphère, & son action sur le corps humain, par des effets violens & sensibles. Le fluide magnétique, au contraire, ne paroissoit pas plus propre à agir sur nos nerfs, que dans l'air qui nous environne *, où l'on ne remarquoit de sa part aucun effet qui annonçât une activité marquée, où même, pour cette raison, son existence étoit revoquée en doute par plusieurs physiciens.

* *Zwinger*, §. 10.

Ces réflexions, qui furent affez généralement adoptées, devoient avoir, & l'on voit en effet qu'elles eurent pour le magnétifme, les fuites les plus contraires. Non-feulement elles répandirent fur cet objet une opinion défavorable, l'impreffion qui en réfulta prévalut même au point que cette doctrine fut négligée, & tomba dans un oubli prefque abfolu. Lorfqu'en 1765, de nouvelles circonftances ramenèrent les phyficiens à s'en occuper, on regardoit cette doctrine comme abfolument nouvelle (146). On avoit perdu de vue fon origine, & fon règne non interrompu depuis la plus haute antiquité. On ne fixoit pas même fa naiffance à l'époque la plus favorable qu'on pût lui donner, à celle où l'expérience devint en phyfique le feul guide des obfervateurs. Un grand nombre de faits qu'on avoit déja recueillis, étoient ignorés & comme perdus.

A la vérité, on s'empreffa alors de multiplier, & de varier les expériences; mais ces nouveaux efforts n'eurent pas des fuites beaucoup plus heureufes. L'enthoufiafme & le charlatanifme entrèrent de moitié dans ces travaux, & détruifirent la confiance que des recherches fages & bien dirigées auroient pu infpirer. Par une fuite naturelle de cette circonftance, l'attention ne s'excitoit point fur cet objet. Les faits reftoient épars & ifolés; on n'attachoit aucune importance au foin de les approfondir & de les comparer, pour tenter au moins de reconnoître ce que leur rapprochement & leur examen produiroient de clarté & de lumières. Un petit nombre d'obfervateurs célébroient feuls le magnétifme. Mais des auteurs recommandables oppofoient à des affertions trop fouvent hafardées, un doute fage & motivé. De Haen paroiffoit contefter à l'aimant toute efpèce d'action fur le corps humain. Le célèbre M. Storck la regardoit comme douteufe. L'eftimable auteur du traité des maladies des nerfs, attendoit, pour l'admettre, des faits authentiques & multipliés (147). La plus faine partie des médecins partageoit cette opinion, & fe réuniffoit à penfer que, vu la diverfité de fentimens fur cette matière, il falloit avoir de nouveau recours à l'expérience, & faire, avec attention & impartialité, de nombreufes recherches.

Telle étoit la difpofition générale des efprits relativement au magnétifme, lorfque la Société royale de Médecine fut établie. Dans les premiers temps de fon inftitution, elle crut devoir donner à quelques objets

---

(146) On peut confulter à ce fujet les *Affich. & Annonc.* 1772, n°. 14. La *Médecine moderne*, tom. 2, chap. 19. Les *Obfervations de M. d'Arquier.*—L'annonce du Père Hell dans la *Gazette de Schaffoufe*, &c. &c.

(147) Voyez de Haen, *De Miraculis.*—Un paffage d'une lettre latine de M. Storck, dans la préface des *Obfervations de Heinfius.*—M. Tiffot, *Traité des Maladies des Nerfs*, tom. 4, pag. 399.

de phyſique médicale d'une haute importance, une partie de ſon attention.
L'électricité attira ſur-tout ſes regards ; mais elle penſa que pour donner
à ſes recherches en ce genre plus de développement & d'étendue, elle
devoit faire marcher de front l'examen du magnétiſme, qu'un grand
nombre de rapports phyſiques & médicinaux lie ſi étroitement à l'électricité. Le premier objet de ce travail fut bientôt rempli ſous les auſ-
pices du Gouvernement. Celui qui avoit le magnétiſme pour objet,
éprouva quelques retardemens ; des raiſons particulières avoient empê-
ché la Société de s'y livrer, lorſqu'une circonſtance favorable lui offrit
les moyens les plus propres de s'en occuper.

Lorſque les plus ſavans phyſiciens eurent fait connoître les procédés
par leſquels ils étoient parvenus à communiquer à l'acier bien trempé
une vertu magnétique, bien ſupérieure à celle des meilleures pierres
d'aimant naturelles, pluſieurs artiſtes s'engagèrent dans la même carrière,
& cherchèrent, en marchant ſur leurs traces, à perfectionner les moyens
de faire les plus forts aimans artificiels. M. l'abbé *Le Noble*, chanoine
de Vernon-ſur-Seine, ſe diſtingua ſur-tout par ſes talens dans ce genre
de conſtruction. Occupé dès 1754, de travaux relatifs à cet objet, ſes
recherches l'ont conduit à des réſultats qui l'ont fait avantageuſement
connoître. Ce phyſicien habile emploie, pour former des aimans artificiels compoſés, des procédés plus parfaits que ceux qui avoient été juſqu'à lui connus des phyſiciens. Sur la fin de 1771, il préſenta en ce
genre, à l'Académie royale des Sciences, pluſieurs aimans de ſa compoſition, doués d'une très-grande force, dont un peſant 9 liv. environ,
pouvoit ſoutenir un poids de 105 livres. Encouragé par cette compagnie
ſavante, qui lui avoit accordé ſon approbation, M. l'abbé Le Noble a
continué ſes recherches, & il eſt parvenu, en perfectionnant ſes procédés, à porter la force de ſes aimans (148), au point d'en préparer un
qui, peſant environ 15 livres, peut ſoutenir un poids de 230 livres.

En s'occupant du magnétiſme artificiel pour des objets de phyſique,
M. l'abbé Le Noble ne perdit pas de vue ſon uſage pour la guériſon de
quelques maladies. Dès 1763, ſes aimans pour les dents étoient connus
dans la capitale, & recherchés des phyſiciens. En 1766, il rendit compte
de pluſieurs ſuccès qu'il avoit obtenus de leur application pour la guériſon (149) des maux de dents. Lorſqu'on eut ſaiſi l'idée d'appliquer
l'aimant en armure conſtante & habituelle, M. l'abbé Le Noble fut des
premiers en France à s'en occuper. Depuis 1771, qu'il établit publi-

---

(148) *Avant-coureur*, n°. 8, 1772, 24
février. *Journal des Savans*, 1772, mai,
pag. 827. *Affich. & Annonc.* n°. 25,
1766.—1772, 1ᵉʳ. avril, n°. 14. *Journ.*
de Phyſiq. juin 1777, pag. 454.

(149) *Affich. & Annonc.* 1766, 18
juin, n°. 25.— 1772, 1ᵉ. avril, n°.
14.

quement à Paris, un dépôt de ses aimans, il annonça des pièces aimantées, destinées à être appliquées aux poignets, sur la région de
la poitrine, &c. telles que des bracelets, des croix magnétiques &
d'autres pièces contre les palpitations, les crampes & le tremblement (150). La correspondance dont il jouit à cette époque,
ayant multiplié ses connoissances dans ce genre de succès, & de
nouvelles épreuves lui ayant appris qu'on pouvoit tirer de l'application de ses aimans, de grands secours dans les affections nerveuses les
plus graves & les plus rebelles, telles que l'épilepsie & les maux de
nerfs, il se détermina à venir, en 1777, à Paris, où, par le même motif
qui lui avoit fait faire hommage à l'Académie du résultat de ses travaux
sur les procédés qu'il emploie pour préparer ses aimans artificiels, il crut
devoir confier à la Société royale de Médecine le soin d'en constater
l'efficacité dans le traitement de plusieurs maladies. La compagnie s'empressa de seconder son zèle. Elle chargea MM. Mauduyt & Andry de
faire des épreuves multipliées. Des occupations importantes n'ayant pas
permis long-temps à M. Mauduyt de se livrer à ce genre de recherches,
je fus nommé pour le remplacer (151).

SECONDE PARTIE.

Nouvelles Observations sur l'usage de l'Aimant dans le traitement de plusieurs maladies.

Nous ne nous bornerons pas à rapporter dans cette partie les effets
de l'aimant dont nous ou plusieurs de nos confreres avons été témoins;

---

(150) *Avis au Public*, de M. l'Abbé
le Noble, 1771, 19 octobre 1772
& 1773, 9 septembre. *Avant-coureur*,
1772, n°. 8.—*Affich. & Annonc.* 1772,
n°. 14, 1er. avril. On a lieu de présumer que c'est de ces croix magnétiques
que le *Père Hell* dit, *Gazet. de Schaffouse*, n°. 5 & 6, janvier 1775, qu'il en
avoit vu de préparées à Paris, & qu'on
s'en servoit en France contre les crampes d'estomac, deux ans avant qu'il se
livrât à ce genre de recherches.

(151) Nous devons, en terminant
cette partie, témoigner publiquement
les obligations que nous avons à M.
l'Abbé Desaunès. Nous avons trouvé
par ses soins, à la Bibliothèque du Roi,
tous les secours que nous pouvions dé-
sirer dans nos recherches, & nous avons
profité avec fruit de ses lumières pour
en étendre & perfectionner le plan.
Notre travail prouveroit encore mieux
combien nous lui sommes redevables,
s'il nous eût été possible d'entrer dans
quelques détails sur le *magnétisme sym-
pathique* ou la *médecine magnétique*, l'une
des plus extravagantes erreurs auxquelles la doctrine du magnétisme ait donné
lieu, & dont on s'est efforcé tout ré-
cemment de renouveler les antiques
prétentions, en les présentant sous une
forme nouvelle, appropriée aux principes de la physique moderne.

la Société royale de Médecine ayant reçu de ſes aſſociés & correſpondans
des obſervations intéreſſantes, & M. l'abbé Le Noble, dans un mémoire
lu au mois de ſeptembre 1777, dans une de nos ſéances, ayant cité pluſieurs exemples de guériſons qu'il avoit opérées avant de ſe préſenter à la
Société, nous ferons auſſi mention de ces obſervations. Mais en rapportant les faits de ce dernier genre, nous aurons ſoin de ne les préſenter
qu'avec le degré d'authenticité que nous leur aurons reconnu.

Les maladies dans le traitement deſquelles nous allons expoſer les effets
de l'aimant ſe rapportent en général à la claſſe des affeƈions nerveuſes.
On pourroit les partager en pluſieurs ordres ou genres principaux, ſuivant
qu'elles ont été éminemment douloureuſes, ou ſimplement ſpaſmodiques & convulſives.

Le grand nombre de nerfs qui dans l'homme ſe diſtribuent à la face,
rendent cette partie ſujette aux plus vives affeƈions de douleurs. En ce
genre, on diſtingue ſur-tout l'*odontalgie* ou le *mal de dents;* la maladie
auſſi douloureuſe que fréquente, appelée *fièvre ou rhumatiſme fixé au
viſage;* & cette affeƈion particulière & très-douloureuſe de la face, que
le plus grand nombre des auteurs ſemble n'avoir pas connue, mais dont le
doƈeur *Fothergill* (1) nous a donné une bonne deſcription. Aſſez ſem-
blable ſous quelques rapports aux deux affeƈions précédentes, elle en
diffère eſſentiellement en pluſieurs points. Elle attaque particuliérement
les perſonnes d'un âge avancé, & les femmes y ſont plus ſujettes que
les hommes. Son ſiège ordinaire eſt à la mâchoire ſupérieure, dans
quelques parties au deſſus du bord alvéolaire. Rarement la mâchoire inférieure en eſt affeƈée. Les malades expriment diverſement la ſenſation
qu'ils en éprouvent ; mais il ſuffit de les voir dans le paroxiſme, pour
juger qu'elle eſt des plus violentes, & pour en avoir compaſſion.

M. Fothergill paroît croire que cette maladie dépend d'une acrimonie
cancéreuſe, & qu'il ſeroit peut-être poſſible de la guérir, ſi, dès les com-
mencemens, on la combattoit par des remèdes convenables. Malheu-
reuſement une triſte expérience a appris que cette affeƈion eſt rebelle
aux ſecours les mieux indiqués. Les obſervations ſuivantes en offriront
la preuve; elles feront connoître en même temps ce qu'on a lieu d'attendre de l'uſage de l'aimant, au moins pour en calmer la violence.

---

(1) *Medical Obſervations and inquiries, &c.* vol. 5. Londres, 1776, 14ᵉ. mémoire.

Affection douloureuse de la face (2).

OBS. I. Le premier malade dont nous allons rendre compte (3) eſt M. de L. négociant de Rouen, âgé d'environ 65 ans, que j'eus occaſion de voir pendant mon ſéjour dans cette ville en 1776. Son indiſpoſition avoit commencé à s'annoncer huit ou neuf ans auparavant par de légers élancemens ou dards, qui prenoient avec autant de vivacité qu'un éclair, & qui paſſoient de même. On fit peu d'attention à ces douleurs, dont on attribuoit la cauſe à quelques dents cariées, qui pouvoient donner accès à l'air. On ſe perſuadoit que le nerf découvert par la carie, étoit la cauſe. de ces élancemens, auſſi violens que ſubits. Ils prenoient plus ordinairement les ſoirs, après ſouper, dans l'hiver, quoique cependant ils ſe fiſſent quelquefois ſentir dans d'autres inſtans de la journée. Toutes ces douleurs & leurs criſes avoient été peu conſidérables juſqu'en 1772, année où elles commencèrent à devenir plus longues & plus fréquentes; au point qu'en ſeptembre, octobre & novembre de cette même année, elles étoient preſque continuelles, & ne laiſſoient prendre de repos au malade, ni le jour ni la nuit. Toujours perſuadé que de mauvaiſes dents étoient le principe de ſes maux, il appela le dentiſte, qui lui arracha toutes les mauvaiſes, & les racines qui étoient du côté affligé; mais il n'en fut que plus tourmenté.

Cette terrible criſe, qui avoit duré près de trois mois, s'étoit enfin terminée vers la mi-novembre. Mais depuis ce temps juſqu'en octobre 1776, les douleurs avoient repris de temps à autre, & duré quelquefois pendant des huit jours entiers. Il y a eu des étés où le malade ne s'en reſſentoit que foiblement. Il vaquoit encore à ſes affaires, & pouvoit vivre avec ſon mal, qui devint beaucoup plus opiniâtre par la ſuite. Lorſque je le vis en 1776, au mois de novembre, il y avoit plus d'un an qu'il ſouffroit conſidérablement. Depuis le mois d'octobre de l'année précédente juſqu'au mois d'août, à peine avoit-il eu, par repriſes,

---

(2) Nous ne connoiſſons aucun exemple de l'uſage de l'aimant dans ce genre d'affection ou de douleur. Le ſeul cas qui ſemble s'y rapporter, mais qui en diffère eſſentiellement, eſt celui que cite M. *Deſcemet*, d'une douleur vive avec élancemens dans l'orbite. Nous aurons ſoin, à chaque maladie particulière dont nous parlerons, d'indiquer les obſervations analogues que les auteurs qui nous ſont connus auront publiées. Ces rappro-

chemens ne peuvent être ſans utilité.

(3) Nous rapportons ici cette obſervation qui ſe trouve inſérée dans le 1ᵉʳ. vol. *des Mém. de la Soc.* parce que, depuis cette époque, l'uſage de l'aimant a été continué, & que nous avons recueilli de nouveaux détails, dont la ſuite fera mieux connoître les effets de l'aimant dans cette maladie. C'eſt au zèle éclairé de M. *Del.* fils que nous les devons.

ſix

fix femaines de bon temps. Jufques-là encore fes élancemens ne s'étoient
fait fentir que quelquefois & par crifes, en laiffant pendant la journée
de longs intervalles. Mais depuis le mois d'août, les douleurs étoient
devenues plus fréquentes qu'en 1772; leur nombre par jour ne pouvoit
fe calculer; elles revenoient à chaque inftant, & ne laiffoient prendre
au malade aucun repos. Il y avoit eu cependant plufieurs jours où les
douleurs laiffoient entre elles quelques intervalles d'une, deux & même
trois heures. Mais après les intermiffions, elles revenoient avec plus de
violence, & fembloient, par leur vivacité & leur fréquente répétition,
fe dédommager de leurs courtes abfences.

Tel étoit alors le trifte état du malade; les douleurs, qui n'avoient
duré d'abord qu'une feconde, alloient fouvent jufqu'à trois & quatre
minutes. Il fembloit que tous les nerfs de l'œil fe déchiroient; leurs
contractions étoient fi violentes, que les larmes couloient abondamment.
Le mal fe répandoit le long de la joue, gagnoit jufqu'à l'extrémité
du nez, & ferpentoit dans les gencives. Quelquefois il fé faifoit fentir
avec force au deffus du fourcil, & s'étendoit jufqu'au fommet de la
tête. Le fiège de la douleur n'étoit pas fixe; elle fe portoit quelquefois
avec plus de force au fourcil; quelquefois l'œil étoit le plus fouffrant;
les gencives, dans d'autres inftans, étoient les plus affligées. Il paroiffoit cependant que le foyer du mal étoit toujours placé au deffous de l'œil, vers le nez, & que le front ou les gencives n'en re-
cevoient des atteintes que par contre-coup. L'œil étoit larmoyant
depuis 1772.

On avoit remarqué que la plus légère vivacité occafionnoit le retour fubit de ces douleurs, & qu'elles revenoient plus volontiers,
fuppofé qu'elles fuffent affoupies, lorfque le malade mangeoit ou
faifoit quelques mouvemens. Il avoit fait ufage des bains, des demi-
bains, de lavemens, & de purgations légères. Différentes pommades,
les véficatoires, le favon de faturne avoient été employés, & l'eau
de fquine donnée pour boiffon. On avoit appliqué les fangfues, &
fait faire ufage du taffia; ces remèdes n'avoient procuré aucun foulagement.

Le malade étoit réduit dans un état vraiment déplorable, lorfque
bien convaincu de l'inutilité des fecours ordinaires, un célèbre médecin
de la ville lui confeilla l'ufage de l'aimant; ce confeil falutaire fut fuivi
d'un prompt fuccès. Ce fut à cette époque que je le vis armé jour &
nuit de fon aimant artificiel, charmant fa douleur dans le moment même,
& la faifant difparoître en peu de temps. A l'inftant où les élancemens
fe faifoient fentir, l'application de l'inftrument fur la partie douloureufe
calmoit le mal comme par enchantement, & faifoit fuccéder aux dé-
chiremens violens un engourdiffement léger & très-fupportable. Le ma-

lade se servoit des aimans artificiels de M. l'abbé Le Noble; celui dont il faisoit usage, pouvoit soutenir un poids de six livres : il se proposoit d'en substituer un qui fût d'une force double.

C'étoit après de longues souffrances que l'aimant avoit été mis en usage ; & la crise ayant cessé quelque temps ensuite, le malade se crut guéri. Cependant il avoit vu souvent son mal se calmer par intervalles, pour renaître ensuite & reprendre toute sa force ; mais, quoiqu'il eût éprouvé de pareilles alternatives de repos & de souffrances, il lui sembloit que le mieux n'étoit jamais revenu si souvent, & n'avoit jamais été d'une aussi longue durée. Pendant l'année 1777, il eut des intervalles de plusieurs mois, pendant lesquels il sentit peu de douleurs. Il put, au mois d'août, passer trois semaines à la campagne, où il souffrit, pendant la première, un peu plus que les deux suivantes. A son retour, les douleurs n'étoient pas fréquentes ; il passoit des jours entiers sans en ressentir. Ses forces s'étant accrues, il fit, au mois de septembre, un voyage que ses affaires rendoient indispensable depuis deux ans, & que son état, toujours souffrant, ne lui avoit pas permis d'entreprendre. L'embonpoint revenoit ; le repos de la nuit, la promenade pendant le jour, & la tranquillité d'esprit hâtoient son rétablissement. Au mois de novembre, cet état de calme se soutenoit, malgré la rigueur & l'inconstance des temps ; le malade jouissoit de la meilleure santé, & sa famille s'empressoit d'annoncer qu'il devroit aux aimans la cessation absolue de ses douleurs.

Ces espérances flatteuses ne furent point réalisées ; les crises reparurent comme à l'ordinaire, & se succédèrent pendant les années 1778, 1779 & 1780, sans rien offrir de remarquable dans le cours de la maladie.

Au mois de mai 1781, le malade avoit beaucoup souffert depuis six mois ; les crises avoient été violentes & très-fréquentes. Il se trouva plus tranquille le mois suivant, quoiqu'il ne fût pas sans douleurs ; il se passoit peu de jours qu'il n'en ressentît. On avoit alors observé qu'en général moins elles étoient fréquentes, plus elles se faisoient sentir avec force. Ce calme augmenta encore pendant les deux mois qui suivirent ; le malade passoit des jours entiers sans éprouver d'élancemens, ou il n'en ressentoit qu'un ou deux tout au plus : il pouvoit sortir. Mais vers la fin du mois d'août, le temps étant très-orageux, il fut vivement repris. Cette nouvelle crise fut violente, & de longue durée ; ses suites ont été comme à l'ordinaire ; la maladie n'ayant subi, depuis cette époque jusqu'au moment actuel, aucun heureux changement. On a remarqué depuis trois ans, que vers la canicule, & dans les mois les plus sujets aux brouillards, les douleurs sont plus fortes & plus constantes ; les temps orageux contribuent aussi beaucoup à les augmenter. Quand le vent fouffle du nord, le malade fe porte mieux que quand il paffe à l'eft ou au fud-eft.

Dans les crifes nombreufes qui, depuis 1776, fe font fuccédées, le malade n'a ceffé de faire ufage de l'aimant. L'application fimple du barreau aimanté, au moment que les douleurs fe font fentir, a toujours procuré un foulagement plus ou moins marqué ; mais un ufage auffi long-temps continué de l'aimant n'a pu détruire le mal dans fon principe. Pour en opérer la deftruction, on a tenté différens moyens : ils ont tous été infructueux. Le malade a porté l'aimant en armure : elle étoit compofée d'une couronne, d'un collier, de bracelets, d'une plaque fur la poitrine. Pendant huit mois que ces pièces ont été en fituation, le mal n'a fubi aucun changement; toujours mêmes intervalles & mêmes retours. Quelques aveux faits par le malade ayant donné lieu de foupçonner la préfence d'une humeur dartreufe, qui fembloit s'être anciennement manifeftée par de légères éruptions, on établit un traitement fur cette indication : les remèdes dépurans, & l'ufage d'une pommade épifpaftique, vantée pour fes vertus contre les dartres, furent prefcrits. On n'en obtint aucun fuccès ; les crifes revinrent comme à l'ordinaire, & lors même de la fuppuration qui fut entretenue pendant plus d'un an. L'opiniâtreté du mal & fa violence engagèrent à tenter les dernières reffources. On a quelques exemples de ce genre de douleurs attaquées avec fuccès par l'opération chirurgicale (4). La fection du nerf fut tentée deux fois au mois de mars 1781. On pratiqua l'incifion fous l'œil à l'endroit où la feconde branche de la cinquième paire fort du canal fous-orbitaire, & fe partage à l'orifice en trois ou quatre rameaux qui fe fous-divifent ; l'opération n'eut aucun fuccès, même dans une feconde tentative. En faifant des recherches fur des cadavres, on crut reconnoître que l'incifion avoit été faite trop haut, & dans une direction peu convenable pour rencontrer le rameau de nerf affecté ; lequel, fuivant le rapport du malade, eft celui qui part du deffous de l'œil, & fe porte au coin de la narine. Après cet examen, le chirurgien propofa une troifième opération ; mais le malade, qui s'étoit livré deux fois, s'y refufa ; la confiance lui manquoit encore plus que le courage.

L'aimant, dans cette obfervation, n'a donc eu aucune action cura-

---

(4) La *Gazette falutaire* rapporte, n°. 36, 1766, un exemple de cette opération pratiquée avec fuccès à Paris par M. Louis, fur un prieur des Prémontrés, d'après l'avis de M. Tronchin. On peut confulter encore fur cet objet, dans le recueil des Thèfes de la Faculté de Médecine de Paris, la differtation fuivante de M. Vieillard : *Utrùm in pertinacibus capitis facièque doloribus aliquid prodeffe poffit feEtio ramorum nervi quinti paris ?* 10 mars 1768. *Concl. negat.* On y trouve trois exemples de l'inutilité ou du danger de cette opération.

tive puifque depuis 1776, que le malade en fait ufage, les crifes n'ont pas
ceffé de reparoître ; mais il a manifefté dans ce cas une action palliative,
qu'il a toujours confervée. Peut-être cependant pourroit-on dire que la
maladie eût fait des progrès, & que fans l'ufage des aimans, elle eût eu
moins d'intervalles & de rémiffions. D'ailleurs, l'application de l'aimant
en armure ne peut-elle pas être abfolument néceffaire pour détruire, dans
fon principe, un mal auffi rebelle ; & le malade n'en auroit-il pas, dans
cette fuppofition, ceffé l'ufage trop tôt, vu la violence de fes douleurs ?
C'eft à l'expérience à nous inftruire fur tous ces points. Dans l'obfervation préfente, elle a prouvé & prouve encore que l'aimant n'a point
guéri. Son action s'exerce bien fur chacune des atteintes de douleurs :
il femble qu'elle en enchaîne la violence, qu'elle en arrête le développement; mais il n'a aucune prife fur la caufe & la durée de l'accès.
La crife commence & fe détruit d'elle-même, comme celle de la
goutte.

Dans cette action de l'aimant fur fes douleurs, le malade a fait plufieurs obfervations dignes de remarque. Il a obfervé que l'adouciffement
qui réfulte de fon application, varie fuivant l'efpèce des douleurs dont
il eft affecté ; car elles ne font pas toujours les mêmes, ni pour la durée,
ni pour la violence, ni quant à l'intervalle qu'elles laiffent entre
elles.

Lorfqu'elles font violentes, malgré l'action toujours fenfible du fer
aimanté fous lequel elles viennent fe fixer & s'éteindre, pour la plus
grande partie, il s'en échappe des parcelles de tous côtés, & particuliérement vers l'œil, où elles caufent des douleurs inouies. L'aimant,
fuivant la comparaifon qu'en donne lui-même le malade, d'après ce
qu'il éprouve, eft, par rapport à ces douleurs fortes, ce que font des
éclufes qui retiennent un courant d'eau : elles en arrêtent bien la maffe;
mais celle-ci preffant contre leur furface, fe fait jour en plufieurs endroits, & les filets d'eau échappés fe portent plus ou moins loin, en
proportion de la preffion que caufe la charge. Cette comparaifon
nous a paru frappante, & nous avons cru devoir la rendre telle qu'elle
nous a été préfentée.

.. Si les douleurs font foibles, elles viennent paifiblement fe fixer fous
l'aimant, & s'y terminent fans rejets. L'aimant agit même alors d'une
manière furprenante, & qui, fuivant le malade, doit fervir de réponfe à l'objection de quelques incrédules, qui, n'attribuant rien
à fon action, font perfuadés que la preffion forte de tout autre
corps fur le nerf douloureux & irrité, fuffiroit également feule
pour arrêter les douleurs. Cette opinion eft vraie jufqu'à un certain
point; le malade l'a éprouvé : mais l'expérience lui a appris auffi que
l'aimant agit fans preffion; & c'eft cette action qui mérite d'être remar-

quée. Quand les douleurs font foibles, (& ce n'eft que dans ce cas)
le malade laiffant fon aimant à trois & quatre lignes de diftance de
la peau, a fenti un grand nombre de fois que l'approche feule de
l'aimant fixoit & amortiffoit la douleur. L'aimant fait plus encore,
même à cette diftance; il la déplace, & maître, pour ainfi dire, de
la douleur, le malade peut la promener à fon gré dans les parties
voifines du fiège principal, qui eft au deffous de l'œil, telles que le
nez, la joue, la levre fupérieure, les gencives, &c. Ce déplacement a
quelque chofe de curieux. Il femble que l'aimant ait le même empire fur
la douleur, que fur l'aiguille qui, furnageant dans un baffin, fuit les divers
mouvemens de l'aimant qui lui eft préfenté dans une diftance convenable. Quand le malade n'a point de douleurs, il ne fent aucunement
ni l'approche ni l'action de l'aimant fur les parties affectées : ces parties
ne font fenfibles à fon action, que dans le temps de la crife.

L'affreufe propenfion qu'ont ces douleurs à fe renouveler dans les
temps orageux, où l'air eft plus chargé de fluide électrique, eft, fuivant
le malade, un indice affez évident de l'influence qu'a cette matière fur
les nerfs, principalement dans cette maladie. C'eft dans les phénomènes qu'offre l'électricité, qu'on peut, à fon avis, fe former une idée
jufte & précife de fon état. En fuppofant qu'il exifte un fluide nerveux, que ce fluide foit analogue à la matière électrique, qu'il circule
dans nos nerfs comme le fang dans nos veines, on doit admettre,
felon lui, que les nerfs en contiennent, dans les temps orageux, une
plus grande quantité; que cette furabondance fe manifeftera fur-tout
dans les nerfs affectés d'un vice local capable d'en arrêter la circula-
tion; & que cet état fera plus fréquemment fenti dans de certains
temps, à raifon de la quantité des vapeurs répandues dans l'atmofphère.
En fe fervant enfuite de la comparaifon du tableau magique, qui ne
fait explofion qu'autant qu'on lui a donné le temps de fe charger en
quantité fuffifante, il explique comment la douleur occafionnée par
une furcharge de fluide nerveux, qui fait explofion, ne revient que
quand il y a eu un affez long intervalle, pour qu'il fe foit de nouveau
amaffé affez de fluide nerveux pour opérer une explofion nouvelle; &
ces fenfations douloureufes doivent être plus ou moins fréquentes, à
raifon de la quantité de matière électrique répandue dans l'air, laquelle
fert à réparer plus ou moins promptement la perte que chaque explofion occafionne. Pour bien apprécier la valeur de ces idées, on doit
obferver, 1°. que les douleurs font extrêmement rapprochées dans de
certains jours, & dans d'autres très-diftantes. 2°. Qu'elles prennent
avec la promptitude d'un éclair; le coup de la foudre n'eft pas plus
fubit. 3°. Que chaque douleur paffée, la partie affectée n'en conferve
aucun reffentiment; le coup part; la vibration fe fait auffi-tôt fentir

dans les parties voisines, & le calme succède jusqu'au retour d'une nouvelle douleur, qui, aussi prompte & aussi violente, est encore suivie d'un calme pareil. Comment, dit le malade, concevoir autrement le principe (5) de ces douleurs ? Mais comment aussi concevoir, dans cette supposition, l'action de l'aimant sur la cause qui les produit ? Quoi qu'il en soit du mécanisme de leur formation, les nerfs, suivant son rapport, lui semblent, dans ce moment, se tendre, se crisper, se gonfler : ils sont dans l'état d'une véritable crampe. Si le travail de ces nerfs n'est cependant pas apparent, & qu'au tact il soit impossible de s'assurer de leur agitation, de leur gonflement, c'est à la finesse de leurs rameaux qu'on doit en attribuer la raison. Au reste, le malade sent distinctement les filets nerveux distribués dans la partie souffrante se porter alors vers l'aimant, & comme s'élancer vers lui ; la peau même lui paroît participer à ce mouvement. Plusieurs personnes éclairées, & amies du malade, assuroient que ce mouvement de la peau étoit réel, & quelquefois assez sensible pour être apperçu à l'extérieur.

OBS. II. Madame Bronod, demeurant rue de Braque au Marais, avoit reçu de la nature une constitution saine & robuste. À l'âge de huit ans, la petite-vérole avoit mis ses jours en danger ; à quatorze elle fut mariée, n'étant pas nubile ; elle ne le devint que l'année suivante ; & depuis ce temps, l'éruption des règles fut toujours accompagnée de violentes coliques, jusqu'au terme ordinaire de leur cessation. Vers sa dix-huitième année, il lui étoit survenu une affection dartreuse, qui s'étoit jetée sur le visage, & qu'elle avoit portée jusqu'à l'âge de cinquante ans. Depuis cette époque, si l'on excepte deux attaques de goutte & une douleur de sciatique dont elle souffrit considérablement, elle n'avoit eu d'autre maladie que l'indisposition dont nous allons rendre compte.

Elle s'annonça, dès 1773, par des douleurs sourdes à la mâchoire supérieure du côté droit, qui se renouveloient de temps à autre, & telles à peu près qu'en auroit excité un mal de dents léger. La malade étoit d'autant plus surprise d'en éprouver, qu'elle n'avoit point de dents de ce côté, ni en haut ni en bas. L'impression de ces douleurs étant très-supportable, & n'étant pas continuelle, M^e. Bronod y fit peu d'attention.

---

(5) On trouve à peu près les mêmes idées exposées à la suite des *Observations sur la vertu de l'aimant contre les maux de dents*, insérées dans la *Gazette salut.* n°. 2, 1766. L'auteur regarde le fluide nerveux comme n'étant autre chose que la matière électrique à laquelle les nerfs servent de conducteurs. En même temps qu'elle entretient l'activité nécessaire aux organes, elle cause les spasmes & les douleurs quand son mouvement est troublé. Ce n'est que par cette théorie, ajoute l'auteur, qu'on peut expliquer l'effet de l'aimant dans les affections des nerfs.

En 1774, elles devinrent beaucoup plus aiguës, & fe répandirent fur la totalité de la mâchoire du même côté droit, faifant beaucoup fouffrir la malade quand elle mangeoit quelque aliment folide ; elles fe portèrent auffi, cette même année, fur la tempe droite.

Pendant les années 1775 & 1776, le mal augmenta & continua de s'étendre toujours du côté droit, les douleurs devenant en même temps plus vives & plus fréquentes. En 1777 & 1778, elles prirent encore un nouvel accroiffement, s'étendant alors jufques fur le front, toujours du même côté. Leur violence s'accrut en même proportion ; tous les mouvemens du vifage devinrent horriblement douloureux : la malade ne pouvoit plus fe moucher ni bâiller, manger ni parler fans douleurs ; & feulement de paffer la langue fur les lèvres, l'incommodoit vivement. Elle reffentoit en même temps des plénitudes dans le front, qui l'affec-toient défagréablement.

A la fin de 1778, les douleurs avoient gagné jufqu'à l'œil droit ; & pendant l'année 1779, elles s'étendirent fur toute la furface de la tête du même côté. La malade les éprouvoit alors prefque continuelle-ment, & d'une manière fi aiguë, qu'elles lui faifoient pouffer les hauts cris.

Pour fe délivrer d'un mal auffi cruel, M^e. Bronod avoit confulté les médecins les plus célèbres de la capitale, & fait un grand nombre de remèdes. On avoit employé inutilement, pendant dix-huit mois, le régime le plus doux & le plus humeêtant ; les bains domeftiques, la faignéedu pied, les fumigations, les emplâtres d'opium, les gouttes anodines n'avoient produit aucun effet. En 1776, au mois de mai, M^e. Bronod fe fit ouvrir un cautère : comme il ne procuroit pas un foulagement entier, on lui confeilla d'y faire appliquer les fangfues ; elles feules parurent opérer un bien réel : leur application fut fuivie de quelques mois de tranquillité. Vers 1777, les douleurs s'étant renouvelées, on employa l'eau froide en douches ; la malade s'en fervit auffi pour fe baffiner le vifage, les yeux, & pour la refpirer. Les douches foulagèrent pour quelque temps ; mais bientôt après le mal fe réveilla avec la plus grande violence. Les eaux de Caranfac furent employées fur la fin de l'année 1778 ; on mit enfuite la malade au lait, pour toute nourriture. On fit des frictions aux jambes, avec la teinture de cantharides. La tête fut couverte avec des calottes imbibées de cette même teinture. On fut obligé d'abandonner tous ces moyens pour avoir recours aux purgatifs, qui procurèrent des évacuations confidérables de matières bilieufes & glaireufes, quoiqu'on les donnât fort légers, compofés d'un fcrupule de fel d'Epfom & d'un fcrupule de follicules de féné, infufés dans une chopine de petit-lait. Le calme qu'ils procurèrent d'abord engagea à en continuer l'ufage pendant quelque temps ;

mais ils eurent bientôt le fort des autres remèdes ; ils ne foulagèrent que dans les premiers momens. On eut recours enfuite aux véficatoires, qu'on fit fuppurer abondamment pendant fix femaines. Cette nouvelle tentative n'eut pas plus de fuccès. En un mot, on employa fucceffivement tous les moyens qui parurent les mieux indiqués ; ils ne procurèrent aucun foulagement.

Après avoir épuifé en vain les fecours ordinaires & connus, M^e. Bronod réfolut de tenter l'ufage de l'aimant. Elle prit fur cet objet l'avis de M. Le Roi, profeffeur en médecine de la faculté de Montpellier, qui lui donnoit des foins ; & le 20 octobre 1779, nous nous rendîmes à fon invitation, accompagnés de M. l'abbé Le Noble. Tel étoit alors l'état dans lequel elle fe trouvoit. Les douleurs qu'elle reffentoit étoient vives, continuelles & déchirantes. Elles occupoient tout un côté de la tête. La fenfibilité étoit tellement augmentée dans les parties fouffrantes, que la malade ne pouvoit parler ni faire aucun des mouvemens du vifage, fans fouffrir cruellement. Une heure de temps fuffifoit à peine pour un repas très-frugal, qu'elle étoit forcée d'interrompre un grand nombre de fois, par la force des douleurs qu'occafionnoit la maftication. Réduite à l'état le plus trifte, elle ne pouvoit jouir de la fociété, fe livrer à la lecture, ni s'occuper foit à écrire, foit à faire les plus légers ouvrages : à l'application la plus légère, à la plus foible contention d'efprit, elle reffentoit dans la capacité des os du front une douleur fourde, qui, dans le même inftant, retentiffoit à la tempe. Outre les crifes fouvent répétées de fes douleurs, elle éprouvoit dans le front des plénitudes continuelles, & des chaleurs dans l'eftomac & à la tête, qui lui étoient infupportables. Pendant tout l'été, elle avoit été obligée de fe fervir d'un éventail nuit & jour, pour calmer ces chaleurs. Le fommeil étoit fouvent troublé par des mouvemens de nerfs dans le corps, mais qui n'étoient pas, comme ceux de la tête, accompagnés de douleurs aiguës. On avoit remarqué que lorfque ces fecouffes nerveufes avoient eu lieu pendant la nuit, les douleurs étoient le jour fuivant beaucoup plus violentes. Dans le cours d'une maladie auffi longue, M^e. Bronod n'avoit éprouvé aucun affoibliffement dans les jambes ; elle avoit toujours pu marcher comme à trente ans ; on ne s'étoit jamais apperçu qu'il y eût eu le plus léger accès de fièvre ; le cours des urines s'étoit toujours bien foutenu, mais l'eftomac étoit dans le plus mauvais état, quoiqu'elle obfervât le régime le plus exact, & la conftipation fur-tout étoit portée à un point extrême.

Les aimans que M. l'abbé Le Noble remit à M^e. Bronod confiftèrent en une couronne, un collier, une croix aimantée qu'elle devoit porter fur la poitrine, & deux plaques deftinées à être appliquées aux jambes. Dès le troifième jour de leur application, M^e. Bronod reffentit sentit un léger soulagement, & chaque jour ensuite amena un nouvel adouciffement à ses maux. Les douleurs devinrent insensiblement moins aiguës & moins fréquentes. Le sentiment de plénitude à la tête diminua dans la même proportion; les secousses nocturnes des nerfs subsistèrent encore quelque temps : mais à la fin de décembre, le soulagement fut parfait en tous points. Depuis ce temps, M^e. Bronod n'a reffenti aucune atteinte de ses anciens accidens; elle est rendue à la société, à son genre de vie ordinaire, & elle jouit de la meilleure santé, âgée de plus de soixante-dix ans. Pour affurer de plus en plus l'état de calme & de bien-être dont elle jouit, & qu'elle croit devoir aux aimans, elle continue d'en faire usage, ayant soin tous les trois mois de les renouveler.

OBS. III. En 1777, M. Coffon, maître sellier, demeurant alors rue du Sépulcre, en face de la cour du Dragon, consulta M. Vicq d'Azyr sur la manière de faire ceffer des douleurs très-vives, & des convulsions qu'il éprouvoit dans un des côtés de la face. Quelques mois auparavant, il avoit été attaqué d'une légère apoplexie, à laquelle cet état avoit succédé. C'étoit principalement vers la commiffure des lèvres que la douleur se faifoit reffentir; elle revenoit par intervalles, & il se paffoit peu de jours sans accès. Lorfqu'ils avoient lieu, l'angle des lèvres étoit agité par des secouffes répétées; la joue frémiffoit en plusieurs points; l'œil du même côté se rempliffoit de larmes qui couloient affez abondamment, & le malade éprouvoit une douleur qui lui faifoit quelquefois pouffer les hauts cris. La langue étoit alors embarraffée, & le malade s'exprimoit difficilement & avec souffrance. Ces sortes d'accès étoient ordinairement terminés par une salivation affez considérable.

Après avoir mis en usage plusieurs remèdes, parmi lesquels ceux qui excitèrent l'écoulement de la salive produifirent seuls quelque avantage, M. Vicq d'Azyr confeilla l'application d'un aimant artificiel sur le lieu de la douleur & de la convulsion. Le malade s'en procura un affez fort, & en fut réellement soulagé. Il attendoit, pour s'en servir, que les souffrances fuffent très-vives; & alors elles diminuoient presque toutes les fois qu'il en faifoit l'application.

Plusieurs mois après, le mal fit des progrès. La ftupeur succéda à l'exceffive senfibilité, & le malade succomba à une espèce de léthargie qui dura pendant plusieurs jours. Il est rare que la fin de ces maladies, qui suivent les comateufes, ne soit pas funefte.

Dans cette obfervation, l'aimant ne paroît pas avoir produit d'autre avantage que la diminution de la douleur très - vive que le malade reffentoit par intervalles.

I

Odontalgie ou maux de dents (6).

OBS. IV. La nommée Anne Dupuis, veuve en premières noces de Jean Bondoux, & femme alors de Jacques Pied-de-Cocq, âgée d'environ cinquante ans, & d'une forte conftitution, étoit depuis deux mois tourmentée de maux de dents fi violens, qu'ils ne lui laiffoient de repos ni le jour ni la nuit; elle ne pouvoit fouffrir dans fa bouche aucune nourriture, ni mâcher aucune efpèce d'alimens. A la fin de feptembre 1777, s'étant préfentée une première fois chez M. l'abbé Le Noble qui étoit abfent, quelques perfonnes effayèrent de lui procurer du foulagement, en touchant fes dents avec un barreau aimanté. La violence du mal réfifta à cet effai. Ne fe fentant point foulagée, elle retourna peu de jours après chez M. l'abbé Le Noble, qui lui ceignit la tête d'un bandeau d'aimans, qu'elle garda pendant quelque temps. Le troifième jour, elle commença à éprouver un foulagement fenfible, qui augmenta progreffivement au point que le 12 octobre fuivant elle ne reffentoit plus de douleurs, & qu'il ne lui reftoit alors que de la foibleffe dans toute la mâchoire. Le troifième jour, elle put fe livrer au fommeil, & le fixième, elle fut en état de prendre de la nourriture.

Le 13 octobre, M. de la Planche, notre confrère, docteur-régent de la faculté de médecine, ayant examiné la bouche de cette femme, trouva qu'elle avoit les gencives violettes & tuméfiées, qu'il lui manquoit huit à dix dents; que celles qui reftoient étoient jaunes, enduites de tartre, & que cinq à fix étoient cariées entièrement. Dans l'expofé qu'il rédigea de fon état, M. de la Planche annonçoit que cette femme, qui, fuivant fon propre rapport, ne pouvoit pas même, deux mois auparavant, manger de la bouillie, mâchoit fort bien alors le pain & les autres alimens folides, qu'elle étoit robufte, & jouiffoit d'une bonne fanté. En gratant avec l'ongle les dents gâtées, il ne lui excita point de douleur. Le bandeau d'aimant étoit devenu très-lâche; ce qui lui

---

(6) Nous avons cité plus haut un grand nombre d'auteurs qui ont parlé de l'efficacité de l'aimant pour calmer les douleurs de dents. Pour les rapprocher ici, nous compterons parmi les plus anciens, *Paracelfe, Borel, Hoffman* & *Stockerus* (gargarifme magnétique); depuis Klarich, parmi les étrangers, MM. *Von Aken & Stromer* (en Suede). *L'auteur anonyme* de Pétersbourg, M. *Boefnier de la Touche* (dans les papiers Anglois). MM. *Kœftner, Hollmann, Heffe, Glaubrecht, Reichel & Ludwig* (en Allemagne). En France, M. d'*Arquier,* M. *de la Condamine,* le *Praticien de Bordeaux,* M. *Sigaud de la Fond,* M. *Defcemet,* le *Père Paulian* à Nîmes, M. l'*Abbé le Noble,* l'*anonyme,* & *l'un des auteurs* de la Gazette falutaire. On peut ajouter encore M. *Mefmer* (odontalgies exceffives, *lett. à M. Unzer,* &c.); M. *de Harfu,* obf. 5, pag. 87; 6, pag. 90; 24, pag. 120; 2e. obf. de M. *Filliet,* pag. 156. On trouve auffi quelques détails dans l'*Avant-coureur,* n°. 8, 1772.

faifoit préfumer que la tête avoit été fort enflée au moment de l'application. Tous ces détails font conftatés par deux certificats que
M. Levé, écuyer, avocat en Parlement, premier échevin de la ville
de Paris, qui prenoit intérêt à la malade, & M. de la Planche, notre
confrère, ont donnés, & que M. l'abbé Le Noble nous a remis.

Obs. V. M. de Gervilliers, brigadier des armées du Roi, &c. avoit
fouffert des maux de dents très-confidérables, qui lui avoient donné quelquefois de la fièvre. Pour en calmer la violence, il ne connoiffoit d'autre
remède que de les faire arracher. Le mal ne cédoit pas à l'ufage de ce
moyen, & l'on auroit fini par les enlever toutes. M. de Gervilliers ne les
laiffoit ôter qu'à la dernière extrémité; mais en attendant, on les limoit,
on les brifoit en détail. On lui propofa dans une circonftance d'en faire
trépaner une dont il fouffroit beaucoup. Il s'y oppofa; l'opération n'eut
pas lieu, & la dent a été confervée.

Les fecours que l'on apportoit à fes maux ayant d'auffi grands inconvéniens, M. de Gervilliers étoit déterminé à prendre patience & à
fouffrir. Ce fut alors qu'il eut connoiffance des aimans de M. l'abbé
Le Noble, & d'un imprimé dans lequel la méthode de s'en fervir étoit
expofée. Cet imprimé prefcrivoit de pofer l'extrémité du barreau aimanté fur la dent malade, & de fe tourner du côté du nord. M. de
Gervilliers fe conforma exaêtement à ce procédé. La dent condamnée à
fubir l'opération du trépan, fut la première fur laquelle il fit l'épreuve
de l'aimant. Les attouchemens duroient fix minutes; ils furent répétés
cinq à fix fois à des jours différens; chaque fois le foulagement fut
complet, & depuis deux ans M. de Gervilliers ne fouffre plus de cette
dent : d'autres lui ont caufé de la douleur, & c'eft avec un égal fuccès
qu'il y a appliqué l'aimant.

M. de Gervilliers a fait quelques remarques intéreffantes fur la manière
d'employer l'aimant dans les maux de dents. Le grand ufage qu'il en
a fait, lui a appris qu'il étoit néceffaire de ne pofer le fer que très-
légèrement, en faifant par exemple de la dent le fimple appui du
barreau aimanté, & de le garder quelquefois un peu plus de temps qu'il
n'eft indiqué dans l'imprimé de M. l'Abbé Le Noble. L'effet de l'aimant
dans cette application, ajoute M. de Gervilliers, eft remarquable; le mal
quitte par gradation, & fe termine à rien. Il le compare au bien-être
qu'éprouveroit un homme chargé de différens poids dont on le déli-
vreroit l'un après l'autre. Lorfque la première opération n'a pas réuffi,
il faut effayer, felon lui, de toucher la dent de plufieurs côtés, & fur
le fommet; il eft auffi fort bon de pofer l'extrémité du barreau d'acier
fur la partie qui fe joint à la gencive; & lorfque la douleur eft opiniâtre,
il confeille, d'après le fuccès qu'il en a lui-même éprouvé, d'agiter

légèrement la gencive & la dent tout enfemble. Nous avons extrait ces détails d'une lettre adreffée par M. de Gervilliers à M. Macquer, qui nous l'a communiquée pour en faire, fuivant le vœu de M. de Gervillier, tel ufage que nous jugerions convenable pour le bien public.

OBS. VI. Un domeftique avoit été tourmenté pendant plufieurs nuits d'un violent mal de dents, qui lui avoit occafionné de la fièvre depuis trois ou quatre jours. On lui confeilla, dans un de fes plus forts accès, d'appliquer fur la dent dont il fouffroit, un barreau aimanté de M. l'abbé Le Noble. Une feule application, pendant à peu près un quart d'heure, diffipa entièrement la douleur. Ce calme procura du fommeil au malade. Pendant qu'il dormoit, on lui enleva des mains le barreau aimanté, fans qu'il s'en apperçût. A fon réveil, il ne fe rappeloit point qu'il eût eu un accès, & qu'il eût fait ufage de l'aimant; il ne fe fouvint de ces différentes circonftances, que lorfqu'on les lui eut bien rappelées. Le mal de dents ne fe renouvela point pendant dix-huit mois qu'il refta chez fes maîtres. Cette obfervation nous a été communiquée par Madame Dugage, dont le témoignage eft d'un grand poids auprès des favans.

Fièvre ou Rhumatifme fixé au vifage.

L'affeCtion douloureufe de la face, fuivant M. Fothergill, diffère en plufieurs points effentiels de la maladie appelée *fièvre* ou *rhumatifme fixé au vifage*. Mais lorfqu'aux caufes ordinaires de l'odontalgie fe joint cette difpofition fébrile ou rhumatifmale, il réfulte de cette réunion une affeCtion très-douloureufe, qu'il eft alors plus difficile de diftinguer de la première. C'eft à ce genre ou cette efpèce de complication particulière, que nous croyons devoir rappeler l'obfervation (7) fuivante, que M. Hecquet, doyen du collège de médecine d'Abbeville, a communiquée à la Société au mois d'août 1780.

OBS. VII. Un homme âgé de cinquante-huit ans, d'une affez bonne conftitution, avoit perdu depuis deux ans l'ufage de l'œil gauche, fans y avoir reffenti de douleurs, & par une extinCtion infenfible. Vers la fin de février 1780, il fut attaqué d'un rhume de cerveau violent, qui fe

---

(7) On trouve dans les auteurs quelques obfervations femblables, quoiqu'elles ne fe rapportent pas abfolument au même genre de maladie. *Rhumatifmes fur les dents, à la tête*, M. Defcemet, M. de la Condamine. *Douleurs rhumatifmales des dents*, obf. 5, 14. *Douleurs rhumatifmales d'oreille*, obf. 3, pag. 83, M. de Harfu. *Migraine rhumatique*, Ludwig, §. 10.

changea fubitement en une jauniſſe univerſelle. Elle ſe diſſipa facilement en dix ou douze jours, à l'aide des apozêmes chicoracés uſités
en pareils cas. Le malade, pendant la convaleſcence, s'étant expoſé
imprudemment aux impreſſions de l'air froid, il fut attaqué ſubitement
d'une inflammation à l'œil paralyſé. Il n'y eut d'abord qu'une rougeur
peu douloureuſe répandue ſur la conjonctive. Mais bientôt après la
fièvre s'y joignit, & la douleur s'accrut de jour en jour. L'œil paralyſé
devint ſenſible aux impreſſions de la lumière ſur l'œil ſain, & la lui rendit
inſupportable.

Les ſaignées & la cure antiphlogiſtique ne purent arrêter les progrès
de cette ophthalmie, qui s'accrut pendant plus d'un mois. La douleur
cauſée par l'impreſſion de la lumière ſur l'œil ſain, n'étoit pas la ſeule
qui ſe joignît à cette inflammation. Vers le milieu de chaque nuit,
le malade étoit éveillé par un larmoiement brûlant; & auſſitôt une
douleur vive s'emparoit de l'œil gauche, d'où, comme d'un foyer,
elle ſe répandoit par élancemens dans les ſinus frontaux, maxillaires,
ſphénoïdaux, & dans toute la moitié du péricrâne. Elle augmentoit de
moment à autre, devenoit extrême vers l'aurore, puis ſe calmoit inſen-
ſiblement.

La régularité de ce retour périodique, les urines ſédimenteuſes, un
friſſon qui revenoit tous les ſoirs, donnèrent lieu de croire que cette
ophthalmie cédcroit au quinquina. On en fit uſage, mais ſans ſuccès.
On jugea qu'un reſte de pléthore s'y oppoſoit, & l'on revint aux
ſaignées. Celles du pied & de la jugulaire furent pratiquées : on reprit
enſuite l'uſage du quinquina, qu'on donna à fortes doſes ſans rien
gagner ſur les douleurs nocturnes, qui revenoient toujours avec de
nouveaux accroiſſemens. Il fallut recourir aux calmans, & en augmenter
la doſe juſqu'à trois grains d'extrait d'opium chaque nuit. On eſpéra
de détourner ou diminuer l'humeur qui ſe portoit ſur l'œil enflammé,
par l'application des ſangſues à la tempe, & d'un véſicatoire à la nuque,
dont on ſe propoſoit d'entretenir long-temps la ſuppuration. Ce fut
encore en vain qu'on tenta ces moyens; les ſangſues ne diminuèrent
point l'inflammation; le véſicatoire ſuppura peu, attira des furoncles
très-douloureux, & ne changea rien à l'état de l'œil.

Trois mois paſſés dans cet état de ſouffrances, de veilles, de fièvre
lente, avoient épuiſé le malade ſans lui laiſſer entrevoir un meilleur ſort.
L'opium ne le ſoulageoit qu'à des doſes fortes, qui le jetoient dans l'ac-
cablement, les langueurs & l'averſion pour les alimens. Ce fut alors qu'il
eut connoiſſance de l'obſervation ſur les effets de l'aimant, publiée par
l'un de nous dans le premier volume des mémoires de la Société (Voyez
ci-devant obſ. I.). Il crut reconnoître une analogie marquée entre la maladie qui y eſt décrite & ſon état. Il s'empreſſa d'eſſayer l'application de

l'aimant; mais il n'en reçut d'abord qu'un foulagement fi peu marqué, qu'il douta s'il devoit l'attribuer à la vertu de l'aimant, ou à fon imagination prévenue en faveur du remède. Ces effais fe faifoient avec des aimans foibles, tels que des pierres de douze à quinze lignes cubes. Mais s'étant procuré par la fuite un aimant artificiel capable de foutenir trois livres & demie, il en éprouva un effet fenfible dès la première application, & une grande diminution, ou pour mieux dire, une guérifon de fa douleur dès la première nuit. Cette guérifon n'étoit cependant que palliative : il en fut convaincu dès la nuit fuivante, par le retour de fa douleur. Mais il retrouva dans l'aimant le même fecours qu'il en avoit reçu la veille, & ce bon effet s'eft foutenu depuis. Il avoit fon aimant fous le chevet de fon lit ; & dès que fes douleurs fe faifoient fentir, il les réprimoit en le tenant appliqué durant quinze à vingt minutes fur l'endroit où elles fe portoient le plus vivement.

Il n'a jamais obfervé ce mouvement dans la peau qu'avoit éprouvé le malade de Rouen, ni cette action décidée de l'aimant qui lui donnoit la facilité de déplacer la douleur, & de la promener vers les différentes parties de la face. Il a même éprouvé quelquefois l'infuffifance de l'aimant dans les grandes douleurs : il eft vrai qu'elles étoient alors extrêmes, & que deux ou trois grains d'extrait d'opium ne lui donnoient que quelques momens de calme. Ces différences dans les effets de l'aimant dépendent-elles, comme M. Hecquet le préfume, de la force différente des pièces qu'on emploie ? & n'auroit-on pas lieu plutôt de les attribuer au caractère différent de la maladie ?

Il feroit bien à défirer, ajoute ce médecin recommandable, que la vertu fédative de l'aimant, en influant fur les caufes mêmes de la douleur, pût en prévenir les retours. Il penfe que s'il eft permis de l'efpérer, ce ne peut être que d'un aimant d'une force fupérieure ; car, après un mois d'épreuves renouvelées prefque chaque jour, le malade qui fait le fujet de cette obfervation, n'en a obtenu qu'une palliation qui a laiffé fubfifter le fonds de la douleur. Mais, plus heureux que le malade de Rouen, il eft parvenu à s'en délivrer, en fe faifant ôter deux racines de dents cariées de la mâchoire fupérieure du côté de l'œil enflammé. A peine fut-il délivré de la première, qu'il fentit une diminution fubite de la douleur de l'œil, & un changement total dans la manière dont elle s'élançoit aux environs. Il fit ôter la feconde racine dix ou douze jours après ; auffi tôt les douleurs nocturnes ceffèrent ; & depuis ce jour, la rougeur & l'inflammation de l'œil fe font diffipées affez promptement.

Douleurs rhumatifmales en différentes parties du corps (8).

Obs. VIII. M. de Boynes, ancien Miniftre de la marine, fut attaqué pendant l'été de 1778, d'une douleur confidérable dans le bras gauche, qui commençoit à la nuque du cou, & après avoir occupé toute l'omoplate, s'étendoit le long du bras jufques auprès du poignet. Cette douleur diminuoit pendant la nuit, mais elle augmentoit confidérablement pendant la journée, & redoubloit par accès au point de devenir infupportable. Dans l'inftant de ces redoublemens, elle ne laiffoit à M. de Boynes la liberté ni de fe rafer lui-même, ni de fe faire rafer : tous les nerfs de la face du côté affecté s'irritoient au plus léger attouchement, & devenoient d'une fenfibilité exceffive.

Plus de deux mois s'étoient écoulés dans cet état fâcheux, lorfque M. de Boynes réfolut de faire ufage des aimans. Les pièces que M. l'abbé Le Noble lui remit étoient au nombre de quatre ; favoir, une plaque aimantée pour la nuque, une autre pour la région de la poitrine, & deux bracelets pour être appliqués au bras douloureux. Les deux premières pièces furent placées convenablement. Des deux bracelets, l'un fut mis au bras, l'autre à l'avant-bras. Peu de temps après leur application, les douleurs parurent fe calmer ; mais bientôt elles fe reveillèrent, & fe fixèrent à l'articulation du coude, où elles fe firent fentir avec vivacité, & d'une manière plus aiguë qu'elle ne l'avoient fait précédemment. M. de Boynes fut fur le point de quitter les aimans dont il n'éprouvoit que de fâcheux effets. Cependant le changement furvenu dans les douleurs annonçant qu'ils avoient fur

---

(8) Plufieurs auteurs, M. de Harfu particulièrement, ont rapporté un grand nombre d'exemples de l'ufage de l'aimant contre les rhumatifmes. Voyez ouvrage de M. de Harfu, *rhumatifme au bras*, obf. 14, pag. 104. *Douleurs rhumatiques vagues en différentes parties du corps*, obf. 10, pag. 100 ; 15, pag. 105 ; 16, pag. 106. *Rhumatifmes goutteux, laiteux à la fuite de couches*, obf. 4, pag. 85 ; 26, pag. 125 ; obf. pag. 227 ; 3ᵉ. obf. de M. *Filliet*, pag. 158. Confultez encore les obfervations de M. *Defcemet* ; l'obferv. de la *Gazette littéraire de Berlin*, 1769 ; la lettre du *Praticien de Bordeaux* ; la thèfe de M. *Ludwig*.

On peut rapporter à cet article ce que les anciens ont dit de la vertu de l'aimant contre la goutte, les douleurs des membres, des articulations, les douleurs des pieds. Voyez *Aétius, Alexandre de Tralles, Hali Abbas*, & les auteurs qui, à la renaiffance des lettres, en ont rapporté les citations. Voyez encore ce que nous avons dit des emplâtres de *Paracelfe*, de *Schroder*, contre la goutte ; l'obfervation de *Lube*, rapportée par M. *Klarich*. On peut confulter auffi la thèfe de M. *Ludwig*, la lettre du *Praticien de Bordeaux* ; M. *de Harfu*, pag. 52 & 77 ; & obf. 1, pag. 79 ; 26, pag. 125 ; l'anonyme de la *Gazet. falut.* 1766, n°. 2.

la caufe qui les occafionnoit une action marquée, on préfuma que l'effet défavantageux qui réfultoit de leur application, pouvoit dépendre de quelque condition effentielle omife dans leur application, & M. l'abbé Le Noble fut confulté.

Les deux bracelets, d'après fon avis, furent placés au bras ; & de l'inftant où l'articulation du coude ne fe trouva plus comprife entre les deux pièces aimantées, les douleurs difparurent.

Le calme à cette époque fut complet, & dura plufieurs jours. M. de Boynes fe félicitoit de fon état, lorfqu'un matin il fut éveillé par les mêmes douleurs qu'il avoit reffenties au coude. Sa confiance dans les aimans étoit ébranlée ; mais ayant porté la main vers les garnitures, il reconnut que l'inférieure s'étant relâchée pendant la nuit, avoit defcendu au-delà du coude, & s'étoit fixée fur l'avant-bras. Elle ne fut pas plutôt remife en place, que les douleurs s'évanouirent de nouveau.

Depuis ce moment, elles ne fe firent point fentir jufqu'à ce qu'après une quinzaine de jours que le nouveau calme avoit duré, M. de Boynes croyant en être délivré, penfa qu'il pouvoit quitter les aimans. Les plaques aimantées étant retirées, les douleurs revinrent ; mais une application des mêmes plaques les fit ceffer à l'inftant. Après cette nouvelle épreuve, M. de Boynes fe détermina à les garder environ fix femaines ; & il ne les a quittées, étant parfaitement guéri, que fucceffivement les unes après les autres, ayant même toujours confervé, par l'avis de M. l'abbé Le Noble, une plaque aimantée qu'il porte fur le creux de l'eftomac.

On remarqua que les plaques attiroient une petite férofité à l'endroit où elles pofoient à nu fur la peau. Cette férofité étoit de couleur rouffâtre ; ce qui ne provenoit que du contact de l'acier qui fe chargeoit d'un peu de rouille, quelque attention qu'on eût de faire effuyer les plaques le foir & le matin.

Quelque temps après l'entière difparition des douleurs de rhumatifme, M. de Boynes éprouva, dans la région des voies urinaires, quelques accidens particuliers. On crut d'abord, vu fur-tout la propenfion reconnue dans l'humeur rhumatifmale à fe porter vers ces organes, devoir les attribuer à cette humeur refoulée à l'intérieur ; & l'on préfuma que l'application des aimans pouvoit avoir contribué à ce déplacement, en déterminant une métaftafe. La veffie parut en être le fiège. M. de Boynes y éprouva, à diverfes reprifes, différentes affections. Lorfqu'elles avoient lieu, les urines excitoient en fortant beaucoup de chaleur, & chaque fois alors elles ne couloient qu'en petite quantité. Elles changeoient fouvent auffi de nature. Elles devenoient en certains temps rouges, enflammées, quelquefois noi-
râtres.

râtres. Une douleur conſtante, avec pointillement & démangeaiſon, ſe faiſoit ſentir vers le gland. On étoit alors bien éloigné d'attribuer ces accidens à la préſence d'une pierre dans la veſſie. Les ſignes les plus eſſentiels de cet état ne ſe faiſoient point remarquer. On n'avoit point obſervé que les urines euſſent jamais été ſanguinolentes, & M. de Boynes n'avoit en aucun temps ſenti de peſanteur au périnée. Mais ſon état ayant été dernièrement examiné avec ſoin, on a découvert dans la veſſie, à l'aide de la ſonde, la préſence d'un corps étranger; & l'opération ayant été faite avec ſuccès, on en a extrait une pierre d'un volume conſidérable, qui ſembloit y avoir été comme enchaîtonnée & fixée. Eſt-ce à cette cauſe qu'on doit rapporter uniquement les nouveaux accidens ſurvenus après l'application des aimans, & peut-on encore préſumer que l'humeur rhumatiſmale ait contribué en quelque choſe à leur production ?

Obs. IX. Madame Dupré de Saint-Maur, demeurant alors rue Michel-le-Comte au Marais, s'étant expoſée long-temps au ſerein, ſur la fin d'une belle journée, au mois de ſeptembre 1780, fut attaquée d'une ſciatique aſſez douloureuſe, dont elle ſouffrit conſtamment pendant huit jours. M. l'abbé Le Noble lui ayant apporté une ceinture compoſée de plaques aimantées, qu'il lui conſeilla de poſer ſur ſes reins, Me. Dupré de Saint-Maur remarqua que les plaques ſe collèrent à la peau du côté de la douleur, & y excitèrent une tranſpiration abondante, dont il réſulta pour elle, dès le lendemain matin , un grand ſoulagement. Les plaques du côté oppoſé dont elle ne ſouffroit pas ne s'étoient point attachées, & n'avoient point produit de tranſpiration. La douleur de ſciatique fut promptement diſſipée.

Nous obſerverons qu'à cette époque Me. Dupré de Saint-Maur faiſoit uſage, depuis plus d'une année, des aimans de M. l'abbé Le Noble, dont elle portoit une plaque aimantée ſur la région de la poitrine, pour une indiſpoſition dont nous aurons bientôt occaſion de parler.

Obs. X. Madame Dugage avoit fait uſage des plaques aimantées de M. l'abbé Le Noble, pour des douleurs de rhumatiſme errantes, ſans en avoir éprouvé aucun ſoulagement, quoiqu'elle les eût portées pendant trois mois. Deux ans après, les douleurs ſe fixèrent à la région de l'eſtomac, & lui firent éprouver la ſenſation d'un clou qui l'auroit tranſpercée. M. l'abbé Le Noble s'étant trouvé à cette époque avec Me. Dugage, il l'engagea à faire uſage d'une plaque que l'on plaça ſur la région douloureuſe : une autre pièce fut appliquée ſous la plante des pieds. Celle-ci ne parut produire aucun effet dans le moment de l'application.

K

mais une minute après l'application de la première, M^e. Dugage reffentit une efpèce de fourmillement in érieur, comme fi les humeurs
fe fuffent portées à la peau. La tranfpiration s'établit ; en même temps
il fe fit un mouvement marqué dans les entrailles, qui fut fuivi d'un
preffant befoin d'aller à la garde-robe. On doit obferver qu'à cette
époque la peau avoit été conftamment sèche, & la conftipation opiniâtre. Madame Dugage eut trois évacuations qui fe fuccédèrent à un
quart d'heure d'intervalle.

Pendant cet ufage de l'aimant, M^e. Dugage éprouvoit fouvent
la nuit un retour de fes douleurs. La plaque fe trouvoit alors dérangée
de fa fituation : en la replaçant, la douleur difparoiffoit. Quand les
douleurs changeoient de place, il fuffifoit de porter la plaque fur la
partie fouffrante, pour les faire ceffer à l'inftant.

Cet effai de l'aimant n'eut que quinze jours de durée : l'application
d'un grand nombre d'emplâtres, de cataplafmes, qu'un autre mal très-
grave rendit néceffaires, ne permit pas d'en continuer l'ufage. Les
plaques fe trouvoient toujours rouillées, & la peau qui s'étoit en-
tamée en rendoit le contaft douloureux.

Convaincue, par ce qu'elle en avoit éprouvé, de l'efficacité de
l'aimant, M^e. Dugage en fit un nouvel effai qui la confirma dans
fon opinion. Une perfonne de fa connoiffance, qui avoit été témoin
des bons effets qu'elle en avoit reffentis, & qui n'y ajoutoit aucune
foi, fouffroit depuis plufieurs jours d'un violent mal de tête, qui
s'étendoit jufqu'à l'œil. Un foir que cette perfonne vint la voir fouffrant de la forte, elle lui fit appliquer fur la partie douloureufe une
plaque aimantée, qu'on fixa avec une bande. En converfant, la douleur s'affoiblit & fe diffipa entièrement. On enleva la plaque ; le mal
ne revint pas ; le lendemain & les jours fuivans le malade ne s'en
plaignit plus.

Douleurs nerveufes à la région des reins (9).

OBS. XI. Madame Dupré de Saint-Maur, dont nous avons parlé obf. 9,

---

(9). Rétention d'urine depuis trois jours dans une femme hyftérique ; guérie par l'application de l'aimant. *Hein-fius*, 6e *obfervat* Voyez auffi, *obfervat.* 1re. où l'auteur rapporte que des plaques aimantées, appliquées à une jeune fille attaquée depuis long temps d'épilépfie, firent ceffer une rétention d'urine. Dans la malade dont M. *Mefmer* rapporte la guérifon, *Lettre à M. Unzer*, les accidens hyftériques fe manifeftoient fouvent par des rétentions d'urine. Dans l'obfervat. de M. *Unzer*, l'aimant rétablit le cours des urines que, dans fes attaques pré-cédentes, la malade ne rendoit qu'en petite quantité à peine une feule fois en vingt-quatre heures. L'obfervation 24 de M. *de Harfu*, page 120, offre le même exemple. L'humeur qui agaçoit les nerfs excitoit quelquefois des irrita-

étoit, au commencement de l'année 1779, tourmentée depuis long-temps
d'une affection des voies urinaires. Le siège du mal paroissoit être spécialement dans le rein gauche. Les urines, assez constamment bour-
beuses, charioient des glaires avec plus ou moins d'abondance ; leur
sortie étoit suivie d'une impression de chaleur & d'ardeurs incommodes. Des douleurs vives survenoient par intervalles, & se repro-
duisoient par accès, sous la forme de coliques néphrétiques, avec tous
les symptômes qui caractérisent ce genre d'affections. Ces douleurs,
que la malade, pour nous servir de ses expressions, conduisoit par
le sentiment comme elle auroit pu faire de l'œil, se faisoient sentir
dans le trajet de l'uretère. Un sentiment de stupeur douloureuse s'étendoit jusqu'à la cuisse du côté du rein affecté. Plusieurs fois le spasme
s'étoit communiqué à l'estomac, & l'accès avoit été accompagné de
vomissemens. On n'avoit jamais remarqué dans les urines aucuns signes
de pierre, ni des traces de graviers.

L'estomac étoit en même temps très-affoibli. Cette dernière indisposition s'étoit annoncée sur-tout depuis long-temps. Elle avoit plutôt
précédé que suivi l'affection des reins. Elle avoit toujours fait de grands
progrès, & s'étoit accrue au point que madame Dupré de Saint-Maur
avoit pour tous les alimens, même pour le pain, sinon un dégoût
marqué, au moins une sorte d'indifférence.

C'étoit au mauvais état de son estomac que madame Dupré attribuoit les accidens qu'elle éprouvoit dans les voies urinaires ; elle étoit
persuadée que la nature glaireuse des urines & l'embarras du rein,
étoient une suite des mauvaises digestions.

Le médecin célèbre qui jouissoit de sa confiance, regardoit au contraire l'affection du rein comme la maladie essentielle, dont il faisoit
dépendre l'affoiblissement de l'estomac & le dérangement observé dans
ses fonctions. Madame Dupré de Saint-Maur souscrivit à son opinion, & subit pendant un long espace de temps le traitement qui lui
fut prescrit. Il consista dans un long usage des bains d'eau tiède, &
de boissons délayantes. Ces moyens n'eurent que des effets contraires ;
l'affection des reins persista au même degré, & l'affoiblissement que

---

tions de la vessie. L'usage des plaques
aimantées & de la boisson d'eau magné-
tisée dissipa tous les accidens. La dame
qui fait le sujet de l'observation de M.
Missa, éprouvoit, outre les accidens hystériques & convulsifs dont elle étoit attaquée, de fréquentes incontinences d'u-
rine, que l'usage de l'aimant suspendit
comme par enchantement ; de sorte,

ajoute M. *Missa*, qu'elle put aller &
rester dans les sociétés comme avant
l'invasion de ses maux, avantage dont
elle étoit privée depuis plusieurs années.
Cette observation a de grands rapports
avec celle de Mᵉ. Dupré de Saint-
Maur. Les forces digestives étoient très-
affoiblies.

l'eftomac avoit d'abord éprouvé feul, devint bientôt général, & fut porté à un point extrême.

Le peu d'avantages que madame Dupré avoit retiré d'un traitement dirigé fuivant des vues oppofées à l'opinion qu'elle s'étoit formée de la nature de fon indifpofition, lui fit naître le defir d'effayer de la combattre par des moyens conformes à fes idées particulières. Connoiffant la propriété de l'aimant pour rétablir les digeftions, lorfque l'affoibliffement de l'eftomac dépend d'une difpofition particulière du genre nerveux, elle réfolut d'en faire ufage. M. l'Abbé Le Noble lui remit une croix magnétique & une plaque aimantée pour être placée fur la région du rein.

Peu de temps après l'application de ces pièces, madame Dupré de Saint-Maur éprouva un bien-être réel qui s'annonça par un fentiment agréable de relâchement & d'expanfion vers le diaphragme. L'appétit commença à renaître. En même temps les urines reprirent un cours plus libre. Leur couleur fe rapprocha par degrés de l'état naturel : elles occafionnoient aufli moins de cuiffon en fortant. Ce rétabliffement des voies urinaires fe fit affez rapidement ; il s'opéra concurrement avec celui de l'eftomac & des digeftions. Les accidens s'affoiblirent chaque jour de plus en plus ; & la guérifon parut, finon confirmée, au moins complète après un court efpace de temps.

Madame Dupré de Saint-Maur avoit éprouvé plufieurs fois, dans le cours de fon indifpofition, de pareils intervalles de calme & de tranquillité. Le temps feul devoit donc l'éclairer fur fon état & confirmer fa guérifon. Quoique dans ces intervalles de calme les urines n'euffent jamais eu un aufli libre écoulement, ces apparences flatteufes pouvoient être d'une courte durée & nous induire en erreur. Madame Dupré de Saint-Maur s'impofa l'obligation de nous inftruire, en différens temps, de ce qu'elle auroit éprouvé, & fe fit un devoir de feconder des recherches qui lui paroiffoient avoir pour objet la vérité & l'utilité publique.

Le 8 mai 1780, elle nous apprit que depuis qu'elle nous avoit rendu compte de fon état, il ne lui étoit arrivé que deux fois de rendre des glaires, & chaque fois en petite quantité. Il y avoit alors près d'un an qu'elle faifoit ufage des aimans. Les douleurs du rein & les cuiffons que les urines occafionnoient en fortant, étoient entièrement diffipées. Depuis ce temps elle n'avoit plus été affujettie, comme dans le cours de fon indifpofition, à la gêne de porter dans fa voiture un vafe pour uriner, dont elle étoit obligée de fe fervir plufieurs fois lorfqu'elle alloit dans des quartiers éloignés de fon hôtel, comme dans le centre du fauxbourg Saint-Germain. Les urines avoient repris leur cours & leur couleur naturelle. Madame Dupré affuroit qu'elle n'avoit jamais éprouvé un intervalle auſſi long de calme & de repos, ni reſſenti un bien-être auſſi conſtant, auſſi marqué.

L'eſtomac avoit toujours conſervé les forces qu'il avoit acquiſes. Les fonctions cependant en avoient été un peu dérangées depuis une époque aſſez récente, que madame Dupré avoit éprouvé des inquiétudes & des chagrins. Le cours des urines n'avoit ſouffert en rien de cette altération. L'appétit commençoit alors à renaître. Les plaques aimantées avoient été renouvelées.

Le 16 ſeptembre, madame Dupré nous annonça, par une lettre qu'elle me fit l'honneur de m'écrire, que depuis le compte qu'elle nous avoit rendu au mois de mai, ſes urines s'étoient bien perfectionnées ; qu'elles ſortoient plus librement & en plus grande abondance. Le 5 février 1781, nous ayant priés de paſſer à ſon hôtel, elle nous apprit que le bien-être qu'elle avoit éprouvé depuis l'application des aimans, ſe ſoutenoit conſtamment ; qu'elle pouvoit aller dîner au fauxbourg Saint-Germain, faire quelques viſites dans la ſoirée, & revenir chez elle rue Michel-le-Comte, ſans avoir éprouvé le beſoin de rendre ſes urines. Elles ſortoient à plein canal, ſans exciter aucune impreſſion extraordinaire. Elles avoient ceſſé entièrement de charier des glaires. Madame Dupré continuoit de faire uſage de l'aimant ; mais elle s'étoit reſtreinte à porter la croix magnétique.

Le ſamedi 28 juillet, elle nous confirma l'aſſurance de ſon entière guériſon. Elle n'éprouvoit plus aucun dérangement dans les voies urinaires. Elle nous fit part en même temps d'un changement qu'elle avoit remarqué dans ſa manière d'être depuis l'uſage des aimans. Elle avoit été toujours ſujette à une conſtipation opiniâtre. Un remède ſuffiſoit rarement ſeul pour opérer le dégorgement des inteſtins. Depuis environ dix-huit mois, elle n'avoit plus eu beſoin d'en prendre pour ſe procurer la liberté du ventre ; cette fonction ſe faiſoit chaque jour naturellement. Mᵉ. Dupré de Saint-Maur jouit maintenant de la ſanté la plus parfaite, & continue de faire uſage de l'aimant, dont elle porte une plaque ſur la région du cœur.

Douleurs nerveuſes à la tête (10).

OBS. XII. Mˡˡᵉ R...., penſionnaire au couvent de Trainel, étoit ſujette depuis dix-huit ans à des maux de nerfs qui ſe renouveloient

---

(10) Voyez à ce ſujet, 1°. *Marcel l'Empirique* & les auteurs qui, à la renaiſſance des lettres, ont parlé d'après lui de l'uſage de l'aimant dans les maux de tête ou la céphalalgie. 2°. *Crollius*, dont l'emplâtre ſtyptique étoit vanté contre l'enflure de la tête. 3°. Les obſervations ſuivantes ; obſ. du *Laboureur de*

très-fréquemment par accès. Lorfqu'ils avoient lieu, elle reffentoit dans le corps & dans les membres des douleurs confidérables, accompagnées quelquefois de treffaillemens. Elle éprouvoit en même temps les maux de tête les plus cruels.

Mlle R.... en avoit fur-tout effuyé de très-violens dans une attaque qu'elle avoit eue fix ans auparavant. Elle fut alors faignée & purgée plufieurs fois. On lui confeilla les bains dont elle avoit déja fait ufage avec peu de fuccès. Ces différens fecours ne lui procurèrent pas un grand foulagement. Les douleurs fe renouvelèrent comme elles avoient fait précédemment, avec le même degré de vivacité. Au mois de décembre 1778, Mlle R.... en éprouva fur-tout de très-confidérables ; elles étoient accompagnées de maux de tête infupportables, de roideur & de tremblement dans les membres. La violence de cet accès l'obligea de s'aliter au commencement de janvier ; & il y eut plufieurs jours où elle ne pouvoit pas fe tenir affife dans fon lit le temps néceffaire pour prendre quelque nourriture. Depuis le 2 jufqu'au 10 février, elle ne fe leva que tous les deux jours, & ne reftoit levée que trois ou quatre heures au plus chaque jour.

Ce fut à cette époque de fa maladie qu'elle fit ufage des aimans de M. l'abbé Le Noble. Depuis l'inftant de leur application jufqu'au 26 du même mois, quoiqu'elle eût encore eu des jours de fouffrances, elle s'étoit trouvée beaucoup mieux, & s'étoit levée tous les jours. Depuis le 26, elle n'éprouva plus que très-rarement quelques douleurs courtes & paffagères. Le 28, elle commença à fortir, & continua les jours fuivans fans en reffentir aucune incommodité. Mlle R.... n'avoit pris aucun remède pendant ce dernier accès. L'état de calme furvenu après l'application des aimans, s'eft foutenu conftamment depuis ; M. Geoffroy, notre confrère, a eu plufieurs fois occafion de s'en affurer.

Obs. XIII. M. Gerbier, célèbre avocat de cette capitale, étoit tourmenté de violens maux de nerfs depuis fept à huit ans. D'immenfes travaux avoient altéré fa conftitution & tellement affoibli fa fanté, que le baromètre le plus parfait n'éprouvoit pas plus fenfible-

---

Damils ; 3e. obf. de M. *Weber* ; les obf. 6, pag. 90 ; & 14, pag. 104 de M. *de Harfu*, dont les malades ont été délivrés de maux de tête par l'application de l'aimant. 4°. La thèfe de M. *Ludwig*, §. 10 ; les obfervat. du *Praticien de Bordeaux* ou de l'anonyme de la *Gazette falutaire*, 1766, n°. 2, qui propofent l'ufage de l'aimant dans les maux de tête & migraines idiopathiques, dans les céphalalgies rhumatifmales ou nerveufes. 5°. L'avis inféré par le *Père Hell* dans la *Gazette de Schaffoufe*, où il annonce des pièces aimantées en forme d'oreilles, qui font d'un merveilleux fecours dans certains maux de tête.

ment que lui l'influence de l'air. La plus légère variation dans le temps diftendoit fes nerfs & l'affectoit d'une manière plus ou moins doulou- reufe, mais toujours très-fenfiblement. Ayant fait ufage, vers la fin de l'année 1779, des aimans de M. l'abbé le Noble, il ne tarda pas à en éprouver un foulagement marqué, dont il s'eft fait un devoir de rendre compte au public. Le 20 janvier 1780, M. Gerbier annonça, par une lettre inférée dans la *Gazette de Santé*, n°. 9, que, malgré les varia- tions continuelles que l'on éprouvoit depuis un mois, malgré les plai- doieries & un travail extraordinaire, il ne fentoit plus fes nerfs, & qu'il n'éprouvoit plus ces douleurs dont il avoit fouffert fi fouvent à la tête, au cou & dans prefque tout le corps. Cet état de calme s'eft foutenu conftamment depuis cette époque, M. Gerbier ayant continué de porter les aimans qu'il n'a pas encore quittés.

OBS. XIV. La D^lle Jeanne Martinot, femme-de-chambre au fervice de Miladi Nugent, étoit attaquée depuis dix-huit ans de maux de tête fi violens, qu'ils lui étoient devenus abfolument infupportables par les treffaillemens & les douleurs qu'ils lui faifoient éprouver. Les accès étoient accompagnés tantôt d'une chaleur confidérable, tantôt d'un fentiment de froid qui la glaçoit intérieurement. Après avoir fait inu- tilement un grand nombre de remèdes, elle eut recours, vers la fin de l'année 1778, à M. l'abbé le Noble, qui lui fit appliquer fur la tête une couronne formée de petites plaques d'acier aimanté. Le 30 avril 1779, la malade déclara, par un écrit muni de fa fignature & de celle de Miladi Nugent, qui crut devoir attefter ainfi la vérité de ce qui y étoit contenu, qu'elle fe trouvoit radicalement guérie. Il y avoit alors environ fix mois qu'elle avoit commencé à porter les ai- mans; & depuis cette époque, elle n'avoit éprouvé que quelques lé- gères douleurs.

Le 13 juillet de l'année dernière (1781), Miladi Nugent nous mandoit, par une lettre écrite du couvent des dames Urfulines de Poiffy, où elle fait fa réfidence, que depuis le mois de mai de l'année 1779, la D^lle Martinot avoit continué de jouir du même foulage- ment. Il lui étoit arrivé plufieurs fois de reff ntir des maux de tête ordinaires, auxquels elle eft naturellement fujette; mais elle ne les con- fondoit pas avec fes douleurs de nerfs dont elle favoit bien les diftin- guer. La circonftance fuivante en offre la preuve.

Vers la fin de l'été 1780, elle fentit une douleur vive & tout-à-fait femblable à fes anciens maux de tête. Comme il n'y avoit pas fix mois qu'elle portoit fon bandeau d'aimant, elle ne penfoit pas encore à en changer. Mais Miladi, ayant préfumé que la tranfpiration avoit affoibli fa vertu, l'engagea à en mettre un neuf; & dans l'inftant le mal se diffipa comme si on l'eût enlevé avec la main. Miladi offroit, dans sa lettre, de certifier ce fait, ainsi que toutes les autres circonstances de cette obfervation qu'elle a, dit-elle, toujours suivie de près. Elle annonçoit de plus que Mlle Martinot continuoit, à cette époque, de faire ufage du bandeau, dont il y avoit alors deux ans & huit mois qu'elle éprouvoit la vertu (11).

Affections fpafmodiques de l'eftomac (12).

Obs. XV. L'époufe du sieur Leduc, doreur, demeurant rue Bourg-l'Abbé, âgée d'environ 36 ans, d'une conftitution délicate, & née d'une mère fujette à l'une des plus graves maladies de nerfs, éprouvoit depuis long-temps des maux d'eftomac continuels. Les digeftions étoient lentes & difficiles. La plus légère quantité d'alimens, même

---

(11) On trouve dans les auteurs, des obfervations de plufieurs autres efpèces ou genres d'affections douloureufes traitées par l'aimant, que celles dans lefquelles nous avons eu occafion de l'employer.

Douleur de gorge avec violent refferrement, furvenu dans deux femmes à la fuite d'une diarrhée. *Heinfius, obf. 3 & 4.* Douleur vive & fubite au bas des reins. *M. de Harfu, obf. 25, pag. 123.* Douleurs au bras, depuis les doigts jufqu'à l'épaule, avec tumeur. *Ibid. obf. 20, pag. 111.* Douleur violente à l'extrémité fternale de la clavicule droite, diffipée par l'application d'une croix aiaimantée fur la partie douloureufe. *M. Defcemet, òbferv.* Douleur dans la cuiffe & la jambe, occafionnée par une tumeur des grandes lèvres. *Ibidem.* Sentiment de chaleur exceffive aux pieds, avec infomnie. *M. Cofnier, obfervat.* Douleurs des plaies & du dos; douleurs des nerfs coupés ou contus. *Crollius, Emplâtre ftyptique.* Voyez auffi ce que nous avons dit de l'*aimant blanc.* Douleur violente à un doigt, à la fuite d'une inflammation. *M. Gefner, obfervat.* Douleurs des yeux avec fluxion, inflammation, ophthalmie. *Obfervat. de MM. Weber, Bauer, de la Condamine, du Père Hell.* Maux d'oreille, otalgie. *M. Mefmer,* lettre à M. Unzer. *Anonyme de la Gazet. falut.* 1766, n°. 2. Ufage de l'aimant propofé dans les points de côté. *M. Miffa.*

(12) *Annonce du Père Hell dans la Gazet. de Schaffoufe,* ufage qu'on a fait en France & en Angleterre de la croix magnétique contre les crampes d'eftomac. — *Ibid. & obf. 17, pag. 107 de M. de Harfu.* Plufieurs exemples de crampes d'eftomac diffipées par l'application de l'aimant, notamment fur la femme Cramer. — *Lettre de M. Mefmer à M. Unzer.* Dans l'obfervation qui y eft citée, les accès étoient quelquefois accompagnés de vomiffemens opiniâtres. — *Obf. 10, pag. 101; 24, pag. 121 de M. de Harfu.* Le principe du mal, en fe portant fur l'eftomac, occafionnoit des vomiffemens pénibles & de fortes coliques. — *Obferv. de M. Miffa.* La malade éprouvoit entre autres accidens des plus graves qui caractérifent les maux de nerfs, le défaut d'appétit, des digeftions lentes & laborieufes. — *Obf. de M. Defcemet.* Ufage de l'aimant fur la région de l'eftomac ou mis infufer dans un bouillon, dans les indigeftions produites par l'éréthifme & pour calmer les douleurs de l'eftomac. — *M. Mefmer, lettre fur la cure magnétique.* Procédé particulier pour l'application de l'aimant dans les coliques, les crampes d'eftomac & les vomiffemens.

choifis

choifis & pris au dîner, furchargeoit l'eftomac qui ne s'en délivroit que fort tard. Depuis qu'elle a fait ufage de la croix magnétique, les forces digeftives fe font rétablies, & maintenant l'eftomac fait bien fes fonctions. Deux ou trois jours après l'application de l'aimant, cette dame fut abondamment purgée, & continua de l'être pendant trois ou quatre jours.

OBS. XVI. Une dame d'Evreux, accablée de maux de nerfs, étoit réduite au point de ne pouvoir plus manger, qu'elle ne vomît tous les alimens qu'elle avoit pris. Pendant fon féjour à Paris en 1778, on lui confeilla de faire ufage d'une des croix magnétiques de M. l'abbé le Noble. Elle en reffentit beaucoup plus de foulagement que de tous les remèdes qu'on lui avoit prefcrits jufqu'à cette époque. Au bout de fix mois, elle n'éprouvoit prefque plus aucuns accidens. Ce fait a été attefté & communiqué à M. l'abbé le Noble par des perfonnes dignes de foi, amies de la malade, & demeurant dans la même ville.

Crampes nerveufes de la poitrine (13).

OBS. XVII. Une demoifelle âgée de 32 à 33 ans, célibataire par raifon, mais d'un tempérament ardent, confulta M. Nicolas, correfpondant de la Société royale de Médecine à Grenoble. Depuis long-temps elle éprouvoit des contractions nerveufes dans toutes les parties du corps, fur-tout dans la poitrine, dont le mouvement étoit convulfif dans les accès, & fe faifoit avec fifflement. Ces accidens étoient accompagnés de contorfions dans les bras, dans les jambes, d'une roideur fingulière du tronc & du grincement des dents. Les bains qu'elle prenoit depuis long-temps lui procuroient quelques mois de calme. La diète blanche lui avoit été prefcrite; & elle fuivoit un régime de vie humectant, tel qu'on le recommande ordinairement en pareil cas.

Au commencement de janvier 1778, il furvint un violent accès. M. Nicolas ordonna un bain de glace. La malade le fupporta pendant une demi-heure. Il produifit un léger effet. Elle en prit trois en huit jours. L'effet fut à peu près le même. Enfin, pour calmer les crampes de la poitrine qui perfiftoient, on eut recours à l'aimant. M. Nicolas s'en étant procuré un qui pouvoit foutenir un poids de trente-fix livres,

---

(13) *M. Mefmer*, obfervation rapportée dans fa lettre à M. Unzer. — *M. de Harfu*, obf. 10, pag. 101; 11, pag. 102; 24, pag. 120. Les accidens fe manifeftoient par des fymptômes particuliers à la poitrine, tels que des fuffocations, de l'oppreffion. — *M. Defcemet.* Ufage de l'aimant dans la difficulté de refpirer & dans l'afthme.

& un autre beaucoup plus foible fait en fer à cheval & d'une feule lame, il appliqua celui-ci fur l'eftomac de la malade, & le premier fut appuyé contre le pied droit, parce qu'on s'étoit apperçu que l'hémifphère droit étoit le plus affecté. Elle fentit dans le moment le courant magnétique. La crampe de la poitrine ceffa au bout d'un quart-d'heure, & la malade éprouva la plus grande tranquillité. Le lendemain l'application des aimans fut répétée avec le même fuccès. Depuis ce moment jufqu'au 10 juin fuivant, la malade n'éprouva plus de ces violens accès de vapeurs dont elle avoit été jufqu'alors tourmentée.

Obs. XVIII. Un garçon imprimeur, d'un tempérament fec & d'une conftitution grêle & élancée, éprouvoit depuis plufieurs années des contractions nerveufes dans la poitrine & dans les bras. M. Nicolas lui fit porter des plaques d'acier aimanté dans chaque foulier. Il lui fit faire auffi d'autres plaques en berceau, longues de deux pouces & demi pour chaque bras. Cet homme fe trouva bien de leur ufage, & il put travailler fans reffentir aucune incommodité.

Obs. XIX. Un homme de la plus forte complexion, mais afthmatique, éprouvoit des crampes ou contractions nerveufes dans la poitrine lors de fes accès. M. Nicolas lui fit porter une plaque aimantée au pied droit, & une autre en fer à cheval fur la poitrine. Il oublia un foir de mettre la première, & n'appliqua que le fer. Il fe réveilla en furfaut au milieu de la nuit, & affura que jamais il n'avoit éprouvé une pareille palpitation.

Ces trois obfervations ont été communiquées par M. Nicolas à la Société, au mois de juin 1778.

Crampes ou contractions nerveufes des extrémités (14).

Obs. XX. Mlle Ragondé, demeurant rue des Foffés Montmartre,

---

(14) *Obfervat de M. Unzer.* Exemple d'un état de contraction & de crampes dans les différentes partes du corps. *Obferv. de M. Deiman.* Rétraction fpafmodique de la jambe, avec atrophie. *Journal de M. Gefner & Thèfe de M. Ludwig,* §. 10. Douleur affreufe du doigt, avec roideur & contracture. *Lett. de M. Mefmer à M. Unzer.* La malade étoit fujette à de violentes crampes dans toutes les parties du corps. *M. de Harfu,* obf. 1, pag. 81; 28, pag. 126; & obf. pag. 267. Ufage des bagues ou viroles d'acier aimanté contre la flexion fpafmodique des doigts. *Obf.* 17, pag. 107. Différens exemples de l'ufage de l'aimant dans les maladies nerveufes, contre les crampes, foit internes, foit externes. Voyez encore l'*Avant-coureur,* n°. 8, 1772 *M. Miffa.* Ufage de l'aimant propofé dans les douleurs de crampe.

âgée de treize ans, & d'une excellente conftitution, nous fut préfentée le mercredi 6 février dernier, par madame fa mère. Douze ou treize jours auparavant, elle s'étoit plaint, en fe levant, d'éprouver dans les doigts aux deux mains quelques atteintes de crampes. L'accident étant léger, on n'y fit aucune attention. Vers les onze heures du matin, étant occupée à travailler, fes doigts fe roidirent avec force ; &, dans cet état, ils reftèrent écartés & ouverts. Elle reffentoit en même temps dans les doigts & dans les bras de grandes douleurs. Cet état de contraction ceffa après quelques momens ; mais il fe renouvela par la fuite. Les jambes en furent bientôt également affectées. Dans ces accès de crampes qui furent fréquens, le fpafme ne s'étendoit pas au-delà du coude aux extrémités fupérieures, & pour les inférieures au deffus du genou : quelquefois cependant, mais rarement, il avoit gagné jufqu'à l'épaule. Lorfqu'ils avoient lieu, le poignet étoit violemment fléchi, formant au deffus de la main une éminence bien marquée. Les doigts des mains étoient alongés, roidis avec force, & reftoient quelquefois fort écartés, d'autres fois ferrés & rapprochés. Les orteils au contraire fe courboient & reftoient fléchis, la démarche en étant abfolument gênée. Ce fpafme fuivoit aux pieds la même marche qu'aux mains, quoiqu'il ne furvînt pas toujours dans le même temps à ces deux parties. Les accidens au refte fe bornoient là. Il n'en réfultoit d'autre incommodité que la gêne des mouvemens des jambes & la privation de tout ufage des mains. Aucune autre partie du corps n'en étoit attaquée. Cet état de crampe étoit toujours accompagné d'un fentiment de roideur & de diftenfion douloureux. Il duroit un efpace de temps plus ou moins long, quelquefois un quart d'heure, d'autres fois une, deux, trois, même cinq & fix heures. Souvent il fe renouveloit à différentes reprifes pendant la journée. En nous quittant, Mlle R.. en fut attaquée aux doigts. L'accès dura depuis neuf heures jufqu'après le dîner. A fept heures du foir, la crampe la reprit jufqu'à neuf. Il n'y eut pendant cette journée qu'une crampe des pieds.

Le lendemain au matin, on appliqua à Mlle R. une garniture magnétique, compofée d'un collier, d'une plaque pour le creux de l'eftomac, de deux bracelets, de jarretières, & de deux plaques pour la plante des pieds. Lors de l'application, la malade marchoit avec peine, fe fentant les jambes foibles. L'inftant après, elle crut éprouver un bien-être marqué ; & il lui fembla qu'elle pouvoit marcher avec l'aifance & la fermeté qui lui étoient ordinaires.

Au bout de quelques jours, les plaques aimantées ayant fait élever fur les parties auxquelles on les avoit appliquées, une quantité de boutons qui s'ulcérèrent, ayant même excorié la peau, ce qui rendoit leur contact douloureux, Mlle R. prit le parti de quitter les bracelets, les jarretières & les plaques des pieds, dont une avoit été brisée dans un effort qu'elle avoit fait en montant sur une chaise. Les crampes nerveuses qui ne s'étoient point renouvelées depuis l'application des aimans, ne reparurent pas encore ; mais Mlle R. éprouvoit chaque fois qu'elle s'asseyoit, & lors sur-tout qu'elle restoit assise pendant quelque temps, une sorte d'engourdissement & de fourmillement douloureux dans la jambe & la cuisse. En marchant & s'agitant, cet engourdissement se dissipoit ; mais il se renouveloit constamment à chaque nouvelle tentative pour rester assise.

Cette interruption de l'usage des aimans, dont le collier & la plaque pour la poitrine étoient restés en place, avoit duré plus de huit jours ; & pendant tout ce temps, l'engourdissement avoit constamment eu lieu dans les circonstances que nous venons d'indiquer. M. l'abbé Le Noble étant revenu à Paris, donna de nouvelles plaques pour les pieds, & renouvela les jarretières & les bracelets, qui furent appliqués le lundi 29 avril. Le lendemain, Mlle R. nous apprit que ses engourdissemens n'avoient point reparu. Elle ne les éprouvoit plus en voulant s'asseoir, & elle pouvoit rester assise sans rien éprouver de particulier. Elle nous assura en même temps qu'elle s'étoit apperçue plusieurs fois que la plaque de la poitrine s'attachoit avec force à sa peau, & qu'elle avoit peine à l'en détacher. Il lui étoit survenu dans tout le voisinage du contact de cette plaque, des ébullitions sur la poitrine. Mlle. Ragondé, que nous avons vue à la fin de juillet, avoit continué, depuis cette époque, d'être délivrée de ses accidens.

Obs. XXI. M. l'abbé Le Noble rapporte dans son mémoire, que le premier essai qu'il fit de ses aimans dans les maladies de nerfs (il y avoit alors douze ans), fut en faveur d'une femme de cinquante ans, qui depuis sa dernière couche ne pouvoit marcher qu'à l'aide de deux personnes. Un lait répandu étoit le principe de son mal. Cette femme éprouvoit des crispations de nerfs si violentes, que ses deux filles étoient occupées toutes les nuits, depuis bien des années, à la coucher & à la relever, ne pouvant rester un quart d'heure dans son lit en la même situation. M. l'abbé le Noble lui fit porter un de ses aimans suspendu au cou ; & depuis le moment qu'elle commença à en faire usage, elle put dormir comme dans sa meilleure santé. Elle a toujours joui de cette même tranquillité depuis cette époque : elle a même marché plus aisément ; & l'on eut lieu de présumer que sans la circonstance du lait répandu, qui formoit un obstacle ancien

& infurmontable, elle auroit recouvré l'ufage de fes jambes (15).

Palpitations (16).

OBS. XXII. La dame Miraumont, demeurant alors rue Saint-Bon, & maintenant rue Oignard, âgée d'environ quarante ans, étoit, depuis deux ans, fujette à des maux de nerfs, accompagnés de violentes palpitations. Elle avoit attribué aux approches du temps ordinaire de la ceffation des règles, cette indifpofition d'abord peu confidérable, mais qui, par la fuite, s'étoit accrue, & étoit devenue très-grave & très-fatigante. Elle en étoit attaquée tous les jours, & fouvent un très-grand nombre de fois par jour. Les palpitations étoient très-violentes & accompagnées de fuffocation. Au commencement de l'année 1778, on lui confeilla de faire ufage d'une croix aimantée de M. l'abbé Le Noble. Dès les premiers momens de fon application, les palpitations s'affoiblirent & s'éloignèrent. Dans l'efpace de quinze jours, le foulagement fut fenfible. Deux mois après, le mal étoit entièrement diffipé. Pendant l'ufage de l'aimant, la dame Miraumont éprouva des pertes fréquentes qui l'affoiblirent confidérablement. Ces pertes avoient commencé même avant qu'elle y eût eu recours. Elles cefsèrent au bout de quelque temps avec l'écoulement périodique. Quoiqu'elles euffent été plus fortes depuis l'application des aimans, les palpitations & les douleurs de nerfs n'avoient point reparu pendant cet intervalle, malgré l'affoibliffement où la malade s'étoit trouvée réduite; & depuis ce temps jufqu'au moment où nous écrivons, elle n'en a éprouvé aucun retour. Mᵉ. Miraumont nous a cependant affuré que lorfqu'elle quittoit fa croix pour la faire aimanter, ce qui arrivoit environ tous les fix mois, elle éprouvoit, pendant huit jours à peu près qu'elle en étoit privée, un fentiment de mal-aife, & que fes palpitations fe renou-

---

(15) Aux affections fpafmodiques précédentes, on peut en ajouter de plufieurs genres ou efpèces que les auteurs ont rapportées, & dans lefquelles nous n'avons pas eu occafion d'employer l'aimant.

Ufage de l'aimant dans les fpafmes en général; voyez *Aëtius*, *Hali Abbas*, & les auteurs qui les ont copiés depuis la renaiffance des lettres, tels que *Kircher*, &c. dans le tétanos & les fpafmes des femmes enceintes; *Paracelfe* : l'opiftotonos; M. *Mefmer*, *Lettre à M. Unzer* : les fpafmes occafionnés par les vents;

Zwinger : les fpafmes convulfifs ; M. *Miffa*. Voyez encore *obf. de M. Voocher*, trifmus tonicus; *Obf. de M. Unzer*, fpafme hyftérique général; *Obf. 18, pag. 109, M. de Harfu*, fpafme très-opiniâtre au fondement, avec hémorrhoïdes.

(16) Obfervat. 7ᵉ. du Dʳ. *Heinfius*. — Obferv. de M. *Defcemet*. — 1ʳᵉ. obf. de M. *Deiman*. — Obf. 4, p. 86; 10, p. 101; 22, pag. 113 de M. *de Harfu*. — Croix magnétique employée en France avant 1772, contre les palpitations, le *Père Hell*.

veloient. Depuis qu'elle s'eſt procurée deux croix pour s'en ſervir alternativement, & ne pas interrompre l'uſage de l'aimant, elle s'en trouve abſolument délivrée.

Obs. XXIII. Au mois de juin de l'année dernière (1781), madame Deſmoulins, demeurant à Corbeil, portoit depuis quatre ans une croix aimantée de M. l'abbé Le Noble. Elle avoit, avant ce temps, des palpitations de cœur ſi fréquentes & ſi violentes, que, ſoit en parlant, ſoit en chantant, elle étoit obligée de s'arrêter, la reſpiration en étant tout-à-fait interceptée. Le battement du cœur ſe voyoit extérieurement; il ſembloit même ſe faire entendre aux perſonnes qui venoient alors la ſoutenir; la malade au moins l'entendoit très-diſtinctement. Ce bruit reſſembloit à celui que rend la poitrine d'une perſonne très-maigre, quand on frappe deſſus avec les doigts, & qu'on dit qu'elle *ſonne creux*. Ces accidens effrayoient beaucoup madame Deſmoulins, & lui laiſſoient long-temps après une émotion accompagnée de battemens de cœur. La nuit, elle étoit obligée de ſe mettre promptement à ſon ſéant, éprouvant qu'elle ſouffroit moins en cette ſituation que couchée. Tous les vaiſſeaux de la tête paroiſſoient gonflés, les muſcles du cou devenoient douloureux; elle avoit les mains brûlantes, & il lui reſtoit après une chaleur incommode avec engourdiſſement dans les bras. Cet état duroit ſouvent plus d'une demiheure. Il y avoit peu de jours qu'elle n'éprouvât ces accidens, quelquefois à pluſieurs repriſes pendant la journée; mais ils étoient plus forts & plus longs la nuit que le jour. Dès que la malade eut porté l'aimant, l'imagination lui fit croire d'abord qu'elle étoit moins incommodée; mais au bout d'un mois elle ſe trouva ſenſiblement mieux. Ses accidens diminuèrent de force, s'éloignèrent; & un an après elle fut tout-à-fait ſoulagée. Cet état ſe ſoutint conſtamment depuis. Au moins ce que madame Deſmoulins éprouvoit encore au mois de juin de l'année dernière, étoit aſſez rare & ſi peu fort, que deux ou trois battemens plus précipités étoient, diſoit-elle, tout ce qui lui reſtoit ſeulement pour s'en ſouvenir. Cependant, lorſqu'il lui arrivoit quelque chagrin, elle s'en reſſentoit davantage; mais il lui ſembloit que la ſenſibilité de l'ame pouvoit ſeule y donner lieu, en dérangeant le phyſique dans quelqu'une de ſes parties.

Depuis le mois de juin 1781, madame Deſmoulins a toujours joui du même ſoulagement, comme elle nous l'a certifié pluſieurs fois dans ſes différens voyages à Paris. Ce fut pendant l'un d'eux qu'elle fit l'épreuve ſuivante de la vertu de l'aimant, dont elle s'empreſſa dans le moment de nous inſtruire. Sentant à ſes palpitations qui menaçoient de la reprendre, que la vertu de ſa croix magnétique commençoit à s'affoiblir, elle l'envoya, le lundi 30 juillet 1781, à M. l'abbé Le Noble pour la rétablir. Le soir elle éprouva, avant souper, un sentiment d'anxiété absolument semblable à celui qui, dans le temps de son indisposition, précédoit ses attaques de palpitations, & lui servoit à les annoncer. Elle prit l'air, fit quelques tours dans l'appartement : le mal-aise cessa. Après le souper, elle eut un accès de palpitations qui dura toute la nuit, & l'empêcha de dormir. Le lendemain matin elle envoya chercher une croix aimantée ; & dès l'instant qu'elle l'eut placée, les palpitations cessèrent.

Obs. XXIV. Une demoiselle de Chateau-L. près d'Orléans, âgée d'environ vingt-sept ans, & incommodée de palpitations, reçut de Paris une plaque aimantée dont on lui conseilloit de faire usage. Le 18 juillet dernier (1781), l'ayant appliquée sur la région de l'estomac, comme il lui étoit prescrit, elle éprouva dans l'instant même les effets suivans. Elle ressentit de l'oppression à l'estomac, accompagnée de spasme vers les parties supérieures, d'épaississement de la langue & d'une pâleur considérable. A ces accidens se joignit un sentiment de défaillance dans tous les membres, auquel succéda un véritable état de syncope qui se répéta à plusieurs reprises, mais qui ne fut pas d'une longue durée. Dans ces accès, le spasme se portoit manifestement jusqu'à la région de la matrice, & la malade se sentoit inanimée.

Sa sœur aînée, âgée d'environ trente-huit ans, & qui n'avoit aucune espèce d'incommodité, ne pouvant se persuader que ces effets eussent été occasionnés par l'aimant, prit la plaque magnétique, la suspendit à son cou ; mais en peu d'instans elle éprouva les mêmes accidens. La cuisinière de la maison, fille de vingt-six à vingt-sept ans, ayant voulu faire la même épreuve, eut le sort de ses deux maîtresses.

Le lendemain 19 juill t & les jours suivans, à peu près à la même heure, les accidens reparurent dans les trois malades, & se renouvelèrent avec la même force. A compter du 20, cependant il paroît qu'il y eut de la diminution dans les accès ; mais ils continuèrent jusqu'au 28. On voit même par une lettre particulière des deux demoiselles, en date du 30 juillet, qu'à cette époque il leur restoit encore un peu d'indisposition, qu'on rapportoit à une espèce de catarrhe. Pendant les accidens, les malades ne pouvoient rester tranquilles & en place. Après la syncope, il falloit l s promener, les agiter, ce qui paroissoit les soulager. Dans ces accès, elles avoient toutes la peau froide ; le pouls paroissoit extrêmement petit & gêné, n'ayant aucune régularité.

La famille ayant pris de l'inquiétude, envoya sur le champ à Paris pour consulter. Nous ordonnâmes un traitement approprié aux cir-

RECHERCHES

conftances. Dans cet intervalle, les chirurgiens du lieu furent appelés, & ils prefcrivirent des lavemens en grande quantité, qui procurèrent des felles peu abondantes, mais fréquentes & muqueufes, comme il arrive dans une dyffenterie commençante. Ils ordonnèrent en outre pour boiffon, du thé très-léger dont les malades prenoient fouvent, ce qui les foulageoit pour le moment.

On doit obferver qu'aucune des trois malades n'avoit remis la plaque aimantée après avoir effuyé le premier accident ; & il doit paroître extraordinaire que fans la préfence de cette plaque, les effets qu'on lui attribuoit aient été ainfi prolongés pendant dix jours. Un des chirurgiens ayant fait l'effai de l'aimant fur deux hommes, ils n'en éprouvèrent rien de remarquable. Des trois perfonnes qui en avoient été incommodées, deux avoient eu leurs règles depuis peu de temps. Il n'y avoit que quatre jours que celles de la première malade avoient ceffé. Elles reparurent dès le lendemain du premier accident, abondamment & pendant dix jours. Il eft bon de remarquer qu'elle eft fujette à ces fortes de pertes, ainfi qu'à une fueur abondante, fur-tout aux aiffelles, qui fut en même temps fupprimée. La cuifinière avoit toujours été bien réglée ; & il n'y avoit pas dix jours que l'évacuation étoit paffée. Elle reparut le furlendemain qu'elle eut mis l'aimant, & dura comme aux époques ordinaires. Nous avons extrait ces détails d'un expofé rédigé par les chirurgiens témoins du fait, & de plufieurs lettres écrites par les malades elles-mêmes, que M. Lormeau, notaire rue du Petit-Lyon, quartier Saint-Sauveur, s'eft empreffé, avec le plus grand zèle, de nous communiquer.

Quoique les quatre obfervations fuivantes aient encore pour objet les palpitations, cependant nous avons cru devoir les rapporter à l'article des tremblemens, dont elles offrent en même temps l'exemple.

Tremblemens & treffaillemens convulfifs (17).

Obs. XXV. La D[e] B.. P.., femme de chambre de madame la maréchale de Duras, étoit attaquée depuis quatre ans de mouvemens con-

---

(17) *Mercure de France*, juillet, 1726, pag. 1551. Obfervat. du Bénédictin attaqué de mouvemens convulfifs qui lui faifoient faire de fréquentes génuflexions. — *Affich. de Befançon.* Obferv. du Miffionnaire attaqué de tremblement & de foibleffe dans les jambes & dans les mains. — 2e. *obf. de M. Deiman.* Tremblement général de tout le corps. — *Obf.* de M. *Buch'oz, Nat. confid.* tom. 5 ; 1771. Tremblement univerfel, fufpendu par l'ufage de l'aimant employé en collier & en bracelets. — *Obfervat. de M. Defcemet.* Mouvemens involontaires de la tête. — *Obfervat. de M. Miffa.* Tremblemens à la tête, & mouvemens convulfifs dans les poignets, les mains & les extrémités inférieures. — *M. de Harfu,*
vulfifs

vulfifs & de tremblemens à la tête, dans les bras & les poignets, de palpitations & de maux d'eſtomac continuels. M. l'abbé Le Noble lui ayant fait appliquer une croix magnétique, un bandeau & des bracelets d'aimant, les mouvemens convulfifs, le tremblement, les palpitations ſe diſſipèrent. Après un eſpace de quatre mois, l'eſtomac n'étoit pas encore rétabli parfaitement dans l'état naturel. Ces faits ſont conſignés dans un certificat en date du 6 octobre 1778, que la dame B.... P.... a remis à M. l'abbé Le Noble, revêtu de ſa ſignature, de celle de ſon mari, & de pluſieurs autres perſonnes de ſa connoiſſance.

Obs. XXVI. Madame la Neuville, demeurant rue des Ecouffes au Marais, éprouva, en 1766, un ſaiſiſſement violent à l'occaſion de la perte d'un enfant. Le chagrin qu'elle en conçut lui attaqua le genre nerveux, au point qu'elle paſſa une année entière dans des oppreſſions continuelles. Elle ne pouvoit manger que très-peu, & avec beaucoup de douleurs occaſionnées par de continuelles convulſions dans l'eſtomac. Elle devint en même temps ſujette à dès palpitations & à des mouvemens ſpaſmodiques dans le cou & à la tête, accompagnés d'étourdiſſemens. La cauſe de ſon mal n'étant pas connue, on la fit ſaigner deux fois du bras, & ſe purger quatre. Après ce traitement elle ſe trouva plus mal. Alors on la mit à l'uſage de l'infuſion de tilleul avec l'eau de fleurs d'orange. Ce nouveau traitement lui procura un ſoulagement qui dura juſqu'en 1776; mais à cette époque les douleurs nerveuſes & les ſecouſſes convulſives de la tête recommencèrent.

L'année ſuivante, madame la Neuville perdit ſon époux. Cette nouvelle ſource de chagrins ſurvenus dans des temps qu'un changement de nature rendoit critiques, aggrava ſingulièrement ſon état. Elle prit pendant long-temps les antiſpaſmodiques ſous toutes les formes. Elle n'en reçut aucun ſoulagement. Les potions calmantes les plus fortes avoient peu d'action; elles paroiſſoient même avoir des effets fâcheux. L'eſtomac les recevoit avec douleur, & elles occaſionnoient de fréquentes foibleſſes.

Voyant que rien ne la ſoulageoit, madame la Neuville ſe détermina à cette époque à porter ſur la poitrine une croix aimantée de M. l'abbé Le Noble. Trois jours après ſon application, elle ſe trouva ſi calme, qu'il lui fut poſſible de ſe coucher ſans ſe ſentir ſuffoquée,

---

obſ. de M. Filliet. Tremblement preſque général. *Ibidem*, obſ. 22, p. 117. Tremblement des mains. — *Obſ. de M. Fourot.* Secouſſes convulſives dans les muſcles du cou, qui agitoient la tête comme celle d'un automate. — *M. Meſmer. Lettre à M. Unʒer.* Tremblement ſurvenu à la ſuite d'un accès de colère. Voyez auſſi la citation de *Buchner.*

M

comme auparavant, par des palpitations qui ne lui permettoient de prendre de repos que très-avant dans la nuit, & en restant sur son séant. Les secousses de la tête furent calmées.

Madame la Neuville passa trois mois de la sorte, très-contente de sa situation. Mais il lui survint sur la région de l'estomac & de la poitrine, des ébullitions accompagnées de démangeaisons insupportables. On lui conseilla de se bassiner avec l'eau de sureau, & de mettre une compresse imbibée de la même eau sur les parties souffrantes. La crainte d'affoiblir l'aimant lui fit prendre le parti de l'ôter un soir en se couchant. Peu de momens après, elle se trouva foible & suffoquée par des palpitations aussi fortes que par le passé. Après être restée deux heures dans cette situation, elle se détermina à ôter la compresse, & à remettre la croix magnétique. Elle s'en trouva à l'instant calmée, au point que, sans s'en appercevoir, elle s'assoupit étant à son séant, & s'endormit jusqu'au matin.

Les douleurs s'étant portées depuis très-vivement à la tête, madame la Neuville fut saignée deux fois du pied, les symptômes ordinaires au temps critique paroissant aussi l'exiger. Les deux saignées ne calmèrent point ses douleurs ; mais elle parvint à les dissiper, en portant sur le sommet de la tête une plaque aimantée de M. l'abbé Le Noble. L'année dernière elle voulut faire l'essai d'ôter cette plaque. Peu à peu ses anciens accidens se réveillèrent. Au bout de six jours la pièce fut replacée, & le mal se calma. Après ces deux expériences, madame la Neuville est bien déterminée à ne plus cesser de porter ses aimans.

Obs. XXVII. Madame la Roque étoit attaquée depuis dix-sept ans d'une maladie de nerfs, dont les accès s'annonçoient par des douleurs qu'elle ressentoit dans le dos, vers les épaules, dans les bras & dans les mains. Ces douleurs duroient environ un quart d'heure. On soulageoit alors la malade en la frottant, & le mal se terminoit par une pâleur dont elle étoit atteinte. Trois ans auparavant, madame la Roque s'étoit adressée à un médecin qui lui avoit prescrit des bols dont elle fit usage pendant deux mois. Au bout de ce temps, elle ne sentit plus ses douleurs ; mais elle fut frappée d'une attaque de tremblement dans les bras, les mains, les jambes & la tête, principalement du côté droit. Ces tremblemens étoient accompagnés d'un bégaiement qui lui prenoit aussitôt qu'elle avoit quelque effroi, que quelque chose tomboit à côté d'elle sans qu'elle s'y attendît, & trois jours avant l'époque de ses règles. La malade consulta alors un autre médecin qui la traita du scorbut, auquel il rapportoit tous les accidens. Les remèdes qu'il employa ne produisirent aucun changement, & le tremblement avoit toujours persisté.

Il avoit lieu tous les deux ou trois jours, & quelquefois trois ou quatre fois dans la journée ; d'autres fois il étoit huit jours fans fe renouveler. Au refte M^e. la Roque paroiffoit fe bien porter ; elle avoit de l'embonpoint, & fes couleurs annonçoient une fanté brillante. Depuis quatre ans elle fentoit un battement confidérable vers le creux de l'eftomac.

Le mercredi 28 mars 1778, M. l'abbé Le Noble lui fit appliquer une croix magnétique & des bracelets d'aimant. Le lendemain elle eut un accès qui dura un quart d'heure à quatre reprifes différentes. Le 1er. avril, s'étant rendue chez M. Andry, elle parut toute effoufflée en entrant dans l'appartement. Toutes les fois qu'elle montoit, ou qu'elle marchoit vîte, elle perdoit ainfi la refpiration. A peine fut-elle affife, qu'il lui prit un tremblement confidérable dans le bras droit, & furtout dans la main. Ce tremblement dura d'abord une demi-minute ; mais au bout de dix, il reprit avec plus de force, & continua à plufieurs reprifes : il s'étendit même au bras gauche.

Le 30 mai, M^e. la Roque, s'étant rendue de nouveau chez M. Andry, annonça que depuis le 1er. avril elle n'avoit éprouvé de tremblement dans aucunes parties du corps, & qu'elle n'avoit point eu de bégaiement ; que lorfqu'elle avoit quelque effroi, que quelque chofe tomboit près d'elle fans qu'elle s'y attendît, ou qu'elle entendoit un bruit inopiné, elle n'éprouvoit plus de faififfement, ni aucun des accidens qui en étoient auparavant la fuite ; que cependant il lui arrivoit encore quelquefois de pâlir, dans ces circonftances, fans perdre connoiffance, & de reffentir un mal-aife dans la tête & dans l'eftomac : ce mal-aife duroit deux ou trois minutes. La veille de Pâques, elle l'avoit éprouvé d'une manière plus forte qu'en aucun autre cas depuis ; il fe fit fentir près d'un quart d'heure. Elle n'eut point ce jour-là de tremblement, malgré la durée de l'accident.

Depuis la veille de Pâques, M^e. la Roque n'avoit éprouvé aucune atteinte de faififfement jufqu'au dernier jeudi du mois de mai, qu'elle en eut un accès qui dura deux minutes. Elle avoit eu fes règles deux fois depuis le 1er. avril, & elles n'avoient été précédées d'aucun tremblement.

Quelque temps après, une perfonne ayant affuré à M^e. la Roque que le calme dont elle jouiffoit lui feroit funefte par la fuite, & que la ceffation des tremblemens qu'elle éprouvoit lui occafionneroit bientôt une maladie plus grave, elle abandonna l'ufage des aimans, quelque lieu qu'elle eût d'en attendre une parfaite guérifon, & elle retomba dans fes anciens accidens.

OBS. XXVIII. La cuifinière de madame Hude, rue Neuve Saint-Paul, étoit fujette depuis plufieurs mois à des mouvemens convulfifs dans les poignets, qui avoient refifté aux remèdes antifpafmodiques. Elle éprouvoit en même temps des étourdiffemens, des gonflemens d'eftomac & des palpitations. Les aimans ayant été appliqués pour calmer ces fymptômes, on obferva en peu de temps une diminution notable dans les accidens; & quoique la malade n'ait pas été radicalement guérie, puifqu'au premier accès de chagrin elle en éprouve de nouvelles attaques, il n'eft pas moins conftant que l'ufage des aimans lui a procuré un foulagement marqué.

Obs. XXIX. Le 18 mai 1780, M. Marfal, loueur de carroffes rue des Foffés Saint-Bernard, âgé de 42 ans, & d'une forte conftitution, fe préfenta chez M. Mauduyt. Il éprouvoit un tremblement prefque continuel de l'extrémité des doigts de la main droite jufqu'au coude. Lorfque la main étoit appuyée & pofoit fur le bout des doigts, le tremblement ceffoit. Il recommençoit au contraire auffitôt que le bout des doigts n'étoit pas appuyé. Cette incommodité avoit commencé, il y avoit quinze mois, d'abord foiblement; elle avoit augmenté dans la fuite; mais depuis fix mois elle ne faifoit plus de progrès.

Le tremblement n'avoit pas diminué la force de la main. Le malade travailloit fans peine à de forts ouvrages, & ne trembloit pas alors, ce qui lui arrivoit toujours dans l'état de repos. Il n'éprouvoit aucune douleur, aucun engourdiffement, & fe portoit d'ailleurs très-bien. Il n'avoit jamais fait d'excès en aucun genre, à ce qu'il affuroit, & il n'avoit jamais été dans le cas de faire ufage de mercure. C'étoit à des efforts, & à l'ufage de l'eau-feconde dont il s'étoit fervi pour laver fes voitures, qu'il attribuoit fon mal. Cependant on ne connoît pas à cette eau une pareille action, & le malade ne fe rappeloit pas d'ailleurs d'avoir fait de plus grands efforts qu'à l'ordinaire dans le temps qui avoit précédé fon tremblement. Il déclaroit n'avoir jamais eu de maladie de peau. Seulement douze ans auparavant, un rafoir mal propre lui avoit occafionné au vifage quelques boutons dartreux qu'il avoit diffipés en les lavant avec de l'eau & du vinaigre; mais il s'étoit bien porté pendant onze ans depuis. Ainfi l'on ne pouvoit pas attribuer à une humeur dartreufe répercutée, le tremblement dont la vraie caufe paroiffoit inconnue.

M. Marfal ayant été foumis à l'électricité négative depuis le 18 mai jufqu'au 5 du mois fuivant, pendant lequel efpace de temps il prit quinze féances, fans en avoir éprouvé aucun foulagement, M. Mauduyt (M. l'abbé Le Noble & nous étant préfens) lui fit appliquer, le 15 juin, un bracelet aimanté. Le 24 M. Marfal nous déclara que le tremblement étoit toujours au même degré, quoiqu'il eût porté exactement le bracelet, & que M. l'abbé Le Noble l'eût reconnu en bon état. Après nous

être affurés par nous-mêmes qu'il n'y avoit pas de changement, M.
l'abbé Le Noble appliqua au cou du malade une pièce aimantée, renouvela le bracelet, & fut d'avis qu'on ne changeât rien à ces deux pièces
pendant deux mois.

Le 23 juillet, M. Marfal nous ayant appris qu'il n'avoit éprouvé aucun changement, ni en bien, ni en mal, M. l'abbé Le Noble crut devoir
faire une nouvelle tentative, d'autant plus que le malade n'avoit porté
que quinze jours une des pièces qui lui avoient été appliquées. Le 10
feptembre, nous nous affurâmes qu'elle n'avoit opéré aucun effet, quoique M. Marfal eût porté jufqu'à ce jour les aimans. M. l'abbé Le Noble
déclara alors qu'il ne penfoit pas qu'il y eût rien de plus à tenter.

Obs. XXX. Gallot, âgé d'environ deux ans, étoit né fujet à des treffaillemens & des mouvemens convulfifs lorfqu'il entendoit un bruit inopiné. Il s'étoit d'ailleurs bien porté. A l'âge d'environ dix-huit mois, il
fut effrayé par les cris d'un porc qu'on tuoit à quelque diftance d'une
chaumière où on l'avoit laiffé feul couché dans fon berceau. La frayeur
lui occafionna un tremblement général dans toutes les parties du corps,
qu'il éprouvoit même étant couché. Ce tremblement duroit depuis
trois femaines, fans aucune diminution & fans intervalle. Dans l'efpace
de ces trois femaines, l'enfant eut plufieurs accès de fièvre tierce, alors
épidémique dans le canton. Son tremblement augmentoit au premier
bruit qu'il entendoit. Tel étoit fon état, l'orfqu'on lui appliqua fur l'eftomac une plaque aimantée, fournie par M. l'abbé Le Noble à une autre
perfonne. Au bout de trois jours, on s'apperçut que l'enfant trembloit
moins ; & au bout de huit, il ne trembloit plus. Alors la mère retira la
plaque aimantée. Le tremblement fe rénouvela dès le lendemain. On
remit la plaque ; & fon application fit, en très-peu d'heures, totalement
difparoître le tremblement. La fièvre ceffa auffi en même temps. Ces
faits ont été communiqués à M. Mauduyt par M. fon frère. L'enfant
qui fait le fujet de l'obfervation eft neveu de fa domeftique, & de-
meure dans le voifinage de fa maifon de campagne. C'étoit à lui que
M. l'abbé Le Noble avoit remis la plaque aimantée.

Obs. XXXI. M. Morin, demeurant alors rue de la Perle, étoit
fujet, depuis deux ans, à des tremblemens dans les bras & les mains.
On lui confeilla l'ufage des aimans, qui, dans l'abfence de M. l'abbé
Le Noble, furent appliqués par M. Filliet, neveu de M. de Harfu.
Après leur application, le tremblement augmenta au point que M.
Morin ne pouvoit plus fe fervir de fes deux mains, foit pour s'habiller,
foit pour porter à fa bouche les alimens folides ou liquides. La fièvre
furvint, & fut très-vive pendant trois jours. On ôta les aimans. Le calme

fe rétablit par degrés ; mais le malade refta fort incommodé pendant quinze jours.

M. Morin mourut fix mois après, des fuites d'un ulcère dans le colon. Il rendoit du pus & du fang par les felles depuis quatre ans, & alloit à la garderobe d'heure en heure jour & nuit. Il s'affoiblit peu à peu. L'enflure des parties inférieures, l'infomnie, le dégoût s'emparèrent de lui deux mois avant fa mort, & il périt de gangrène au mois de mars dernier. Le tremblement paroiffoit dépendre, dans ce cas, de l'affaiffement général & de l'affoibliffement du genre nerveux.

OBS. XXXII. Le mémoire communiqué par M. l'abbé Le Noble en 1777 à la Société, contient l'énoncé du fait fuivant. Il avoit eu lieu cinq ans auparavant.

M. Broffard, feigneur de Saint-Martin & de Folny près le comté d'Eu, âgé de 70 ans, ne pouvant plus écrire depuis bien des années, porta une plaque aimantée fur la poitrine ; & peu de temps après, il manda à M. l'abbé Le Noble, qu'il pouvoit écrire comme à l'âge de 40 ans. M^e. la comteffe d'Orillac, dame de Saint-Pierre ès Champs près Gournay en Bray, attefta la vérité du fait. M. Broffard étoit le père de cette dame, & c'étoit elle qui lui avoit confeillé de faire ufage de l'aimant.

Convulfions (18).

OBS. XXXIII. Une dame née en Amérique, d'une conftitution ardente & bilieufe, ayant les nerfs fort irritables, & douée d'une imagination vive, avoit été fujette, pendant fon enfance, à différentes incommodités occafionnées par une humeur qui s'étoit jetée principalement fur fes yeux. A fon arrivée en France à l'âge de fept à huit ans, on lui fit ufer de légers adouciffans, tels que des linimens avec le beurre frais, & des injeftions de lait de femme. On joignit à ces moyens

---

(18) Sur l'ufage de l'aimant dans les affections convulfives en général, voyez parmi les anciens, *Aetius, Hali Abbas,* & les auteurs qui, à la renaiffance des lettres, ont rapporté leurs citations, tels que *Gilbert* & le *Père Cabée*, &c. &c. Contre les convulfions des membres, *Quercetan* (fon emplâtre pour les membres convulfés) ; contre la fuffocation de matrice, la fureur utérine, *Borel, Ettmuller, Paracelfe* ; le fommeil convulfif, M. *Bauer* ; le choræa fancti viti & tous les accidens convulfifs, M. *Mefmer* (lettre fur la cure magnétique) ; les fpafmes convulfifs, les convulfions de la dentition, les fièvres malignes, accompagnées de convulfions & de foubrefauts dans les tendons, M. *Miffa*.

Voyez encore les *Mémoires de Batavia* ; *Buchner* ; l'*Avant-coureur*, n°. 8, 1772 ; *Le Camus*, Médec. Pratiq. pag. 292 ; les obfervations du *Mercure de France*, de *Venife*, de M. *Achille Mieg*, du *Père Hell*, de M. *Mefmer*, de M. *Unzer*, de M. *Bolten*, &c. &c. que nous avons citées plus haut.

l'ufage des purgations répétées tous les trois mois. Quelque temps
après, vers l'année 1757, elle fut prife d'un mal de gorge épidémique, pour lequel elle fut faignée deux fois du bras droit. Une troifième
faignée faite au bras gauche, & pour laquelle elle avoit témoigné la
plus grande répugnance, parut avoir des fuites fâcheufes. Il furvint au
bras un dépôt confidérable, accompagné de grandes douleurs. Les yeux
fe trouvèrent en même temps délivrés de l'humeur qui les affectoit. Le
fang tiré par la dernière faignée ayant paru de mauvais caractère, le
médecin avoit annoncé qu'elle feroit une grande maladie. Les fymptômes en furent violens & le danger extrême. Il y eut pendant fon
cours un délire affreux & prefque continuel, une chaleur d'entrailles
brûlante, une foif ardente. La maladie prit une durée de trois ou quatre
mois, & les fuites en furent des plus fâcheufes. Il s'établit un dévoie-
ment abondant avec une faim dévorante. Les nerfs devinrent d'une
fenfibilité fi exceffive, que la malade éprouvoit au moindre bruit, au
plus foible attouchement, les plus violentes douleurs. On étoit forcé,
dans la crainte de les réveiller, de marcher à pied nu dans fa chambre.
Lorfqu'elle faifoit quelques mouvemens, on entendoit une forte de
bruit dans les articulations, comme fi les os fe fuffent touchés par des
furfaces fèches & fonores. La malade étoit en même temps d'une maigreur affreufe, & tout paroiffoit en elle dans un état de contraction fi
violent & fi continu, fur-tout aux extrémités inférieures, les jambes
étant retirées avec force en arrière, les genoux collés l'un à l'autre &
les talons touchant aux feffes, qu'il s'étoit formé un cal dans tous les
endroits où ces parties fe touchoient. La malade avoit eu la peau en-
tamée & chargée d'efcarres en plufieurs parties du corps.

Dans le cours de cette cruelle maladie, la nature avoit marqué un
premier effort vers les règles. Il s'étoit établi une perte en blanc très-
abondante. La malade avoit pris un grand nombre de remèdes qui
avoient ajouté encore à fon affoibliffement. Le nombre des faignées
avoit été porté jufqu'à neuf. On infifta long-temps enfuite fur les purgatifs. Ce fut pendant l'effet de l'un d'eux que la malade éprouva un
changement auffi fubit que fingulier dans fon état. Le dépôt du bras,
dont on n'avoit pu par aucun moyen procurer la fonte, difparut en
un inftant; &, de cette époque, la cuiffe droite devint la partie la plus
affectée. Elle prit peu à peu un volume confidérable. La malade y
reffentoit des douleurs intolérables dans la moëlle des os. Extérieurement, il lui fembloit qu'on lui déchirât le périofte. On fut obligé
d'avoir recours à l'opération pour vider le dépôt. La plaie verfa une
immenfe quantité de fuppuration. Elle fe cicatrifa & fe rouvrit à différentes reprifes. Quoique les jambes, depuis la dernière maladie, fe fuffent
un peu alongées, elles étoient encore reftées dans un état de rétraction

confidérable, fur-tout du côté droit ; cependant on avoit employé, pour les rétablir, les moyens les plus actifs. La malade avoit été enveloppée dans une peau de mouton encore chaude & fumante. Elle y avoit éprouvé d'effroyables douleurs pendant deux heures, avec une énorme tranfpiration. On crut devoir faire une nouvelle tentative. On employa les bains aromatiques. Les jambes fe dégagèrent de plus en plus, la droite reftant toujours cependant plus retirée. La malade fe rétablit avec le temps ; & fa fanté s'étant fortifiée, elle fe maria quelques années après. Les maux de nerfs auxquels elle étoit reftée fujette depuis fa cruelle maladie, fe réveillèrent fur-tout pendant fes différentes groffeffes, qui furent toutes plus ou moins orageufes. Ses maux s'accrurent encore par la fuite. Les douleurs de la cuiffe s'étoient diffipées ; mais la malade vit bientôt fon mal des yeux fe renouveler. On confulta à Paris ; & M. Defperrières ordonna, avec les bains, l'application de légers véficatoires derrière les oreilles. Un chirurgien du lieu fubftitua à ce traitement l'ufage des pilules mercurielles purgatives. La malade avoit rendu une grande quantité de vers dans fa maladie : elle en rendit de nouveau à cette époque ; mais le mercure fe porta à la bouche, affecta la tête, & augmenta fur-tout l'irritation des nerfs. La malade étant venue fe fixer à Paris, fes maux prirent une autre forme. A la maigreur exceffive & habituelle qui ne s'étoit pas entièrement diffipée, fuccéda un état d'embonpoint énorme. La malade n'éprouvoit au refte, outre fes maux de nerfs & des yeux, aucune efpèce d'incommodité. Mais la démarche étoit devenue plus difficile, plus gênée ; & lorfqu'après être reftée quelque temps fur un fiège elle effayoit de fe lever & de marcher, elle éprouvoit les plus grandes difficultés à fe mouvoir, & une impoffibilité abfolue dans les premiers momens à faire quelques pas. Cette incommodité s'accrut encore par les fuites d'une chûte. Bientôt à cette indifpofition fuccéda un état fébrile, une forte de fièvre nerveufe qui, fe renouvelant différentes fois, & par des accès irréguliers dans le cours de la journée, ne paroiffoit cependant point diminuer l'embonpoint que le corps confervoit, quoique en un moindre degré. La malade étoit dans un affoibliffement extrême. A chaque inftant elle éprouvoit des défaillances qui étoient fuivies des plus affreufes convulfions. Une faignée du pied, néceffitée par l'urgence extrême des fymptômes, & l'ufage d'une potion émétique préparée avec le kermès, qui procura de violens vomiffemens de bile, adoucirent les accidens ; mais, malgré leur fecours, le mal perfifta. Cet état, vraiment hyftérique & alarmant, dura pendant quatorze mois. Ennuyée de fouffrir, la malade fit appeler M. Lorry pour confulter avec M. Defperrières. Son indifpofition leur parut être une fuite de la première, & dépendre de l'humeur dont elle avoit éprouvé,

depuis

depuis fon enfance, les effets fâcheux en tant de circonftances. On
établit le traitement d'après cette indication. Il confifta dans un long
ufage des fucs épurés anti-fcorbutiques, auxquels on fit fuccéder celui
des eaux minérales ferrugineufes. Pendant l'ufage que la malade en
fit à Paffy & dans tout le cours du traitement, fes attaques de nerfs
n'éprouvèrent aucune diminution. Elles furent toujours comme elles
avoient été, très-fortes & très-violentes. Elles donnèrent plus d'une
fois dans les accès, des inquiétudes fur leurs fuites. Plufieurs perfonnes
fortes & vigoureufes pouvoient à peine contenir les mouvemens de
la malade. Elle en étoit affaillie tout-à-coup un grand nombre de fois
dans la journée, & en quelque endroit qu'elle fe trouvât. La violence
de fes accidens lui fit prendre la réfolution de revenir à Paris ; & tous
les moyens ordinaires paroiffant auffi infuffifans, M. Defperrières lui
confeilla l'ufage des aimans. Vers le mois de novembre 1777, M. l'abbé
Le Noble lui remit une plaque aimantée pour la porter fur la région
de l'eftomac. Ses accidens parurent diminuer & s'affoiblir à cette époque. Mais la malade prenoit alors les bains, & elle leur attribua le
foulagement marqué qu'elle commençoit à éprouver. Elle n'avoit pas
aux aimans une grande confiance ; & l'ufage qu'elle faifoit d'une feule
plaque ne lui paroiffoit pas propre à réprimer des accidens auffi violens que ceux qu'elle avoit effuyés. Une circonftance particulière la
fit changer d'opinion. Ayant invité pendant l'hiver plufieurs perfonnes à
dîner, parmi lefquelles étoit M. Defperrières, & s'étant trouvée preffée
par l'heure à fa toilette, elle avoit oublié de remettre fon aimant,
dont le cordon s'étoit rompu. Quelques minutes après s'être mife à
table, elle éprouva différens tiraillemens & une forte de mal-aife qui
lui annonçoient ordinairement fes attaques. Elle fortit, & fe trouva
mal avec de violentes convulfions. L'aimant ayant été replacé, les
accidens fe calmèrent : elle reparut, & fit les honneurs du dîner fans
reffentir aucune incommodité. Depuis cette époque, la malade a
éprouvé de plus en plus de foulagement ; & quoique fes maux de
nerfs l'aient reprife dans quelques circonftances où elle étoit accablée
des plus violens chagrins, ils n'ont jamais été comparables aux accès
qu'elle éprouvoit antérieurement. Il y a maintenant plufieurs années
qu'elle n'éprouve plus de convulfions. Elle reffent bien encore des
irritations dans les nerfs en quelques circonftances ; mais elles font
légères. Elles confiftent en des tiraillemens peu confidérables, accompagnés de mal-aife, & d'une difpofition à fe trouver mal qui n'a pas
fon effet. C'eft dans les changemens de temps que ces impreffions fe
font plus volontiers fentir. Les nerfs ayant confervé une grande irri-
tabilité, l'approche des odeurs, la préfence d'une bile âcre dans les
premières voies (difpofition à laquelle la malade eft fort fujette, par.

N

‑‑nature de fon tempérament fort d'ailleurs & robufte), les peines d'efprit, fuffifent pour les rappeler. Elle les éprouve même fans au‑cune caufe extérieure & par la feule difpofition de fes nerfs, quand les plaques font affoiblies, qu'elles ont perdu beaucoup de leur vertu, ou lorfqu'elle néglige pendant quelques jours de les porter. Mais en replaçant l'aimant, & toutes les fois principalement qu'on le renou‑velle, elle éprouve conftamment, pendant plufieurs jours, un état de bien‑être très‑fenfible & très‑marqué. Elle compare ce qui fe paffe alors en elle dans la région de l'épigaftre, fur laquelle elle porte l'ai‑mant appliqué, au mouvement d'une horloge ou d'une pendule que l'on remonte. Depuis près de cinq ans que la dame dont nous par‑lons fait ufage‑de l'aimant, elle a continué d'éprouver les mêmes ef‑fets & le même foulagement. Des plaques aimantées qu'elle a portées quelque temps à la jarretière pour diffiper la foibleffe & l'état de ré‑traction conftante qui s'eft confervé à la jambe du côté gauche, n'ont eu aucun fuccès.

OBS. XXXIV. Au mois de mars de l'annnée 1780, M^e. la Baronne de C*** eut recours aux aimans de M. l'abbé Le Noble. Ses maux de nerfs datoient d'une époque éloignée. Pendant fa jeuneffe & dès fon enfance, il lui étoit arrivé fouvent de fe trouver mal, & d'éprouver de légères convulfions.

Douze ans auparavant, M^e. la Baronne avoit été atteinte d'un dé‑pôt laiteux; & c'étoit principalement depuis cette époque que fes atta‑ques de nerfs s'étoient annoncées d'une manière marquée. Après avoir tenté inutilement plufieurs moyens pour le diffiper, M^e. de C*** s'étoit décidée à prendre le remède de feu M. Veff. Elle en continua l'ufage pendant fix mois. Ses nerfs en furent plus attaqués. Elle fubftitua à ce remède l'ufage des poudres d'Ailhaud, dont elle prit jufqu'à foixante prifes : pendant ce temps il n'y eut aucune attaque de nerfs.

En 1777, M^e. la Baronne partit pour Saint-Domingue, où elle fut attaquée de la petite‑vérole & des plus violens chagrins. Elle perdit dans cette île un époux qu'elle aimoit tendrement. Son voyage par mer, lors de fon retour, fut pour elle une nouvelle fource des plus grands défagrémens. Lorfqu'elle prit terre, elle étoit réduite à un af‑foibliffement extrême. La crainte de périr en route, lui fit précipiter fa marche en revenant à Paris. Elle étoit réduite à prendre du café pour foutenir fes forces. Enfin elle arriva exténuée de fatigues énormes & de violens chagrins qui avoient fait reparoître tous les fymptômes nerveux dont elle avoit été affectée précédemment.

M^e. la Baronne étoit à cette époque dans un état vraiment affli‑geant. Les maux de nerfs étoient accompagnés de violentes convul‑

fions. Les accès la prenoient fouvent tous les jours, au moins tous les trois jours. Leur durée étoit le plus ordinairement de cinq à fix heures. Ils devenoient plus fréquens dans les temps d'orage.

Un grand nombre de remèdes ayant été employés en vain pour les diffiper, on lui confeilla de faire ufage des aimans de M. l'abbé Le Noble. Elle foufcrivit fans confiance à ce nouvel effai. Quelque temps après, le foulagement qu'elle reffentit lui donna des efpérances. Le 19 juillet 1780, M^e. la Baronne fe trouvoit beaucoup mieux. Elle n'avoit eu, depuis l'application des aimans, que cinq attaques de nerfs, moins longues que celles qu'elle éprouvoit auparavant; encore la dernière avoit été follicitée par une vive émotion de l'ame, & n'avoit duré qu'une heure.

Depuis ce temps, les accès fe font éloignés; & maintenant ils paroiffent réduits au nombre de trois ou quatre par an. Dès le mois de juillet 1781, quatre mois s'étoient écoulés fans attaque entre deux accès. Ils ont également perdu de leur intenfité. Leur durée eft de peu de momens; &, pour l'ordinaire, ils ne font plus accompagnés de convulfions. On doit obferver que M^e. la Baronne a confervé un grand fonds de fenfibilité. Des caufes qui tiennent à cette difpofition de l'ame, font ordinairement les feules occafions du renouvellement des accès.

Pendant ce long ufage des aimans, on a vu furvenir différens effets qu'on pouvoit attribuer à leur action. La garniture magnétique étoit compofée d'une couronne ou bandeau d'aimant, de bracelets, de jarretières, & d'une plaque pour la région de la poitrine. Après leur application, M^e. la Baronne paffa quelque temps fans éprouver de foulagement; les accidens au contraire femblèrent redoubler. Elle eut de la fièvre environ pendant quinze jours. Elle fe plaignit auffi de maux de tête pendant le temps qu'elle porta le bandeau aimanté. Le mal ceffa après l'avoir ôté.

Les autres pièces qui reftèrent en fituation excitèrent dès les premiers temps une excoriation fenfible à la peau; & de petits boutons qui fuppurèrent abondamment, s'élevèrent en grand nombre dans les parties voifines du lieu de l'application. Au mois de juillet 1781, les plaques avoient laiffé des empreintes fenfibles aux poignets. On y remarquoit une légère excoriation ou entamure à la peau, & dans tout le voifinage une éruption de boutons fingulièrement reffemblans à ceux de la gale. Les mêmes effets avoient eu lieu aux plaques des jarretières. Le 4 mars de cette année (1782), M^e. la Baronne nous apprit qu'environ trois mois auparavant, ayant été très-longtemps fans avoir d'attaque, & defirant s'affurer fi elle devoit aux aimans le bienêtre dont elle jouiffoit, elle ôta la plaque du creux de l'eftomac &

celles qu'elle portoit aux pieds. Huit jours à peine après cet essai, elle fut attaquée d'un violent accès de convulsions qui durèrent pendant six heures. Effrayée & satisfaite de cette épreuve, elle reprit les aimans, & son ancien bien-être s'est rétabli. Maintenant elle n'éprouve de convulsions que très-rarement. Les accès se font éloignés au point qu'il n'en survient que quand elle a quelque peine cuisante. Les attaques qu'elle éprouve alors font beaucoup moindres. Depuis trois mois sur-tout il lui est arrivé de perdre connoissance sans avoir la plus légère convulsion.

Obs. XXXV. M^e. la marquise de M**. d'A**. avoit été élevée au couvent, où elle avoit pris, avec ses compagnes, beaucoup d'exercice & de dissipation. Rappelée auprès de madame sa mère, que son goût & ses occupations attachoient à la vie sédentaire du cabinet, elle éprouva, en partageant ce genre de vie, quelques altérations dans sa santé. On rejeta sur l'épaississement du sang les accidens qui se manifestèrent, & M^e. de M. fut saignée du pied. A l'instant où l'on plaça la ligature, la frayeur la fit évanouir. La plaie étant fermée, elle reprit connoissance ; mais peu de momens après, lorsqu'on se disposoit à la mettre au lit, elle fut assaillie de violentes convulsions. Depuis cette époque, elle eut toujours une disposition plus ou moins marquée à éprouver de l'irritation dans les nerfs. Cependant les accès ne se renouvelèrent d'abord qu'assez rarement, & seulement dans la circonstance où quelque indisposition exigeoit qu'on eut recours à la saignée. La frayeur qu'en avoit la malade contribuoit alors beaucoup à les faire naître.

M^e. de M. s'étant mariée dix ans après, les attaques de nerfs augmentèrent dans ses grossesses, qui furent traversées par de fréquentes indispositions. La dernière eut sur-tout des suites fâcheuses. La matière laiteuse passa dans le sang, & donna naissance à des accidens que l'on regarda comme le produit d'une humeur rhumatisante. Elle s'étoit fixée sur-tout à la tête, où M^e. de M. éprouvoit de violentes douleurs, & sur toute l'étendue de la poitrine, dont les mouvemens étoient gênés au point que la malade se voyoit souvent menacée de suffocation.

Les maux de nerfs furent beaucoup augmentés par la présence de l'humeur étrangère. On eut recours, pour la dissiper, au remède anti-laiteux de M. Vess. Ce remède fut infructueux, & ne servit même qu'à irriter davantage les nerfs. L'estomac s'affoiblit en même temps au point de ne pouvoir digérer aucuns alimens. Le petit-lait & le sirop d'orgeat furent pendant six mois la seule nourriture qu'il pût supporter. Un feu dévorant sembloit brûler les entrailles & la poitrine.

Les attaques de nerfs étoient fortes & fréquentes, & les douleurs de tête excessives. Il sembloit à la malade qu'on lui enlevât le crâne. Elle se sentoit en même temps la poitrine serrée à l'excès; & depuis long-temps le sommeil étoit absolument perdu. Les approches de l'orage augmentoient le mal-aise, la frayeur que la malade avoit du tonnerre y contribuant beaucoup. On multiplia les saignées pendant le cours de cette longue indisposition; & l'état de foiblesse, l'agacement des nerfs, les symptômes de la poitrine & les maux de tête prirent la plus grande intensité. Depuis quatre mois, la malade n'avoit pu quitter la chambre ou le lit.

Il y avoit quatre ans que M^e. de M. avoit commencé a être ainsi incommodée, lorsque le 14 avril 1779, elle entendit parler des aimans de M. l'abbé Le Noble. Après avoir fait, sans succès, un grand nombre de remèdes, elle se décida facilement à les employer. La première épreuve se fit avec un collier qu'elle appliqua dans un instant où elle éprouvoit les douleurs les plus aiguës, depuis la tête jusqu'au milieu du dos. Une heure environ après cette application, elle se sentit soulagée de la tête & du cou. Frappée de cet effet de l'aimant, & cherchant à s'en assurer davantage, ce soulagement lui fit naître l'idée de glisser le collier le long du dos, où elle souffroit les mêmes maux & la même roideur qu'au cou, & qui lui ôtoient la respiration. Cette épreuve eut le même succès que la première. Les douleurs diminuèrent ainsi que la roideur, & la malade put faire avec aisance différens mouvemens. La respiration se trouva rétablie, ce que, depuis six semaines sur-tout, on n'avoit pu obtenir qu'en ouvrant la veine, encore le soulagement n'étoit que momentané. On remarqua que dès la première nuit, le sommeil fut calme & tranquille. Ce qui contribua sur-tout à rendre cette circonstance frappante, c'est qu'il y eut, pendant la nuit, du tonnerre, & que l'orage exerçoit sur la malade une impression physique, qui, redoublée par la frayeur, l'agitoit vivement & l'accabloit d'un mal-aise inexprimable.

Ce premier succès engagea M^e. de M. à porter une garniture d'aimans complette. On lui en appliqua sur la tête, sur la poitrine, aux bras, aux jarretières & sous la plante des pieds. Les accidens s'affoiblirent d'une manière marquée. La respiration devint libre & naturelle, & les maux de tête se dissipèrent. La cause qui les avoit produits ne parut cependant pas être détruite complétement; elle devint au moins mobile; mais quand les douleurs se renouveloient, soit dans leur premier siège, soit dans d'autres parties, on en arrêtoit les progrès par le contact de quelques aimans. En appliquant des pièces aimantées sur les parties souffrantes, on déplaçoit le mal à volonté. On put différentes fois le poursuivre & le chasser de la tête, sur l'épaule, sur toute l'étendue du bras jufqu'au bout des doigts. En cet endroit l'aimant ne pouvoit le faire fuir plus loin. Quand les douleurs de tête fe renouveloient, on les faifoit cefser, en appliquant à chaque tempe l'extrémité d'un barreau aimanté. La malade a répété fouvent & pu varier elle-même ces épreuves. Quand les douleurs fe reproduifoient en quelques parties, elle y appliquoit de fes pièces aimantées en plus ou moins grand nombre, fuivant qu'il en étoit befoin pour difsiper les accidens.

La fanté fe rétablit par degrés & d'une manière afsez prompte. Dans les premiers jours du mois de juillet fuivant, M^e. de M. partit pour la campagne, & put faire différens voyages, étant rendue à la fociété & à fon genre de vie ordinaire. Quoique fouffrante encore, elle n'eut aucune attaque de nerfs jufqu'au mois d'octobre; mais à cette époque elle éprouva le coup le plus affreux, en perdant en quatre jours un mari qu'elle adoroit. Bientôt les accidens nerveux reparurent; mais à quelque degré qu'ils aient été portés, M^e. de M. croit être redevable aux aimans qu'elle avoit toujours confervés, de ce que les fuites n'en furent pas plus fâcheufes : c'eft un témoignage qu'elle croit devoir à la vérité.

Le temps ayant afsoupi fes douleurs, M^e. de M. reprit peu à peu fon bien-être. Cependant le traitement magnétique n'ayant pas détruit l'humeur laiteufe dont elle fe plaignoit, & n'ayant au plus contribué qu'à la rendre errante & mobile, pour la détruire dans fon principe, elle fit l'année dernière le voyage de Barèges, dont elle eft très-fatisfaite par le bien qu'elle en a retiré. Depuis fon retour jufqu'au mois de février dernier, elle n'a eu qu'un feul refsentiment très-léger de fes anciens accidens. Il confifta dans un refroidifsement général dont elle fe fentit atteinte, & qui fut accompagné de claquement de dents, figne qui les lui annonçoit ordinairement.

M^e. de M. jouit maintenant d'une bonne fanté, & continue de porter le ferre-tête ou le bandeau magnétique. Elle a quitté, pendant fon féjour à Barèges, les autres pièces de l'armure. Les effets qu'elle en a éprouvés ont été conftatés par feu M. Gaulard, qui jouifsoit de fa confiance. Il certifia par un écrit qu'il remit à M. l'abbé Le Noble, qu'il avoit vu de très-bons effets de l'ufage de fes aimans fur des malades attaqués de maux de nerfs, & notamment fur la dame qui fait le fujet de cette obfervation.

Obs. XXXVI. Mlle. G.... de R...., âgée de quatorze ans & demi, d'une conftitution afsez délicate, mais vive & fpirituelle, ayant des nerfs très-fenfibles, étoit fujette depuis quelque temps à des faignemens de nez copieux & fort fréquens, qui cefsèrent dans les premiers jours d'octobre de l'année dernière. Peu de jours après, elle eut une efquinancie. Convalefcente de cette maladie, elle fut expofée au froid, & affez long-temps. Le lendemain elle eut de la fièvre & des douleurs fort aiguës à la région hypogaftrique, le ventre étant téndu & fort douloureux au toucher. On propofa de faigner la malade qui s'y refufa. La fièvre & les autres fymptômes perfiftèrent & s'accrurent, malgré les fecours fubftitués à des faignées néceffaires. On parvint enfin à la décider à fe laiffer tirer du fang. La fièvre ceffa le quatorzième jour. Pendant la convalefcence il furvint quelques douleurs vagues, qui difparurent par l'ufage de remèdes convenables. Il reftoit un peu d'ennui, dont on ne vouloit pas voir la fource dans le travail de la puberté; &, dans l'efpérance de le diffiper, on réfolut d'envoyer la jeune perfonne paffer quelque temps à Verfailles. Sept à huit jours après fon arrivée, elle fe plaignit d'une douleur aiguë au pouce de la main droite, avec rougeur & chaleur. Cette douleur fut caractérifée goutteufe (on pouvoit lui affigner pour caufe une difpofition héréditaire). Elle quitta le premier fiège qu'elle avoit affecté, paffa à l'intérieur, & produifit des mouvemens convulfifs dans les mufcles de la face. La parole devint embarraffée, & la jeune perfonne n'articuloit plus qu'avec peine. Le bras droit, & progreffivement la jambe du même côté, éprouvèrent des convulfions fi fortes, que la malade ne pouvoit plus fixer ces membres. Les accidens perfiftèrent avec quelques légères intermittences. Les parens alarmés ramenèrent leur enfant, à laquelle M. Le Roy, l'un des médecins de MONSIEUR, prefcrivit les délayans & les relâchans, tant intérieurement qu'extérieurement. Les mouvemens convulfifs des mufcles fe modérèrent par degrés; mais il furvint une toux nerveufe & fatigante. On craignit qu'elle ne fût occafionnée par les bains; & pour calmer les inquiétudes qu'on marquoit à cet égard, M. Le Roy confentit à ce qu'on en fufpendît l'ufage. Le quinzième jour de ce traitement, Mlle. G.... put former des lettres. Le même jour il fut arrêté dans une confultation, qu'on travailleroit à décider les règles. Les moyens prefcrits à cet effet réveillèrent les mouvemens convulfifs affez fortement pour les faire fufpendre. Dans cet intervalle, la famille parut defirer de faire ufage des aimans de M. l'abbé Le Noble. M. Le Roy y acquiefça d'autant plus volontiers, que *ce remède*, fuivant lui, *fouvent palliatif dans les affections nerveufes, & peut-être quelquefois curatif*, loin de nuire à la malade, pouvoit calmer des fymptômes qui inquiétoient fes parens. Ces aimans furent employés; & fuivant M. Le Roy, qui a bien voulu rédiger cette obfervation & nous en remettre l'expofé, *ils eurent, dans l'efpace de vingt jours, un fuccès progreffif, mais certain.* Mlle. G.... reprit fes occupations ordinaires; elle put pincer la harpe & écrire avec fermeté. Le 2 mars, elle jouiffoit d'une bonne fanté. Elle confervoit

l'ufage des aimans, auxquels M. Le Roy avoit penfé qu'il feroit fage
de ne renoncer que quand l'éruption des règles l'auroit mife à l'abri
du retour des accidens nerveux.

A ces détails que nous avons extraits fidélement de l'expofé (19)
que M. Le Roy nous a remis, & dont toutes les circonftances nous
ont été confirmées par la malade & fa famille, nous en ajouterons
quelques autres que nous avons recueillis en voyant Mlle. G.... à différentes reprifes, & qui nous ont paru mériter une attention particulière. Cette demoifelle avoit éprouvé, à l'âge de quatre ans, une attaque de convulfions lors de l'éruption des dents œillères. Avant cette
époque & depuis, elle n'avoit jamais eu d'indifpofition d'aucun genre,
ni d'affections de nerfs. Les douleurs vagues, auxquelles elle étoit fujette, offroient un caractère de mobilité très-fingulier. Mlle. G.... fe
levoit le matin tantôt avec un doigt enflé à une main, tantôt à l'autre.
Quelquefois c'étoit aux genoux que l'enflure & les douleurs fe manifeftoient. On parvenoit à les appaifer avec des cataplafmes de mie de
pain & de bière. Depuis le mois de janvier de l'année dernière jufqu'au mois d'octobre fuivant, elle avoit grandi d'une manière extraordinaire, & plus de quatre fois autant que chacune des deux ou trois
années précédentes. L'indifpofition qu'elle avoit effuyée en dernier
lieu, s'étoit annoncée dès la fin du mois de décembre. Pendant fon
féjour à Verfailles, rien ne parut l'amufer; elle avoit perdu fa gaieté
naturelle. Etant un jour dans les appartemens, elle fe trouva mal. Son
accident fut affez grave pour frapper un grand nombre de perfonnes.
Le 1er. janvier, elle ne put écrire les lettres d'ufage. Il y avoit déja
quelques jours que les mouvemens convulfifs commençoient à fe faire
fentir. Bientôt tout le côté droit du corps parut affecté d'une paralyfie
ou contraction nerveufe. La malade ne pouvoit fe foutenir fur fa jambe
qui étoit attaquée de mouvemens convulfifs, & qu'elle traînoit; elle y
éprouvoit un fentiment de froid habituel. Le bras & la main du même
côté étoient agités de fpafmes & de contractions involontaires. Ces
mouvemens convulfifs continuoient même pendant la nuit, le fommeil étant calme & profond. M^e. G...., qui l'avoit veillée pendant
plufieurs nuits, nous a affuré que ces mouvemens étoient alors auffi
forts que dans la journée. On doit remarquer qu'ils étoient fi violens,
que la jeune perfonne en avoit eu plufieurs fois les bras meurtris. Il
lui arriva un jour, en prenant à table une caraffe pleine d'eau, de la
jeter fur les perfonnes qui l'environnoient. La bouteille, dans une

---

(19) Cet expofé ayant été demandé
avec précipitation à M. Le Roy, il n'avoit
pu y faire entrer les détails que nous joi- gnons ici, & qu'il nous a confirmés après
en avoir pris communication.

violente

violente contraction du bras, lui étoit échappée. Lorsque ces contractions avoient lieu, le bras étoit jeté avec force en dehors; & l'on auroit reçu un coup violent, en se trouvant dans la direction de ces mouvemens. Lorsqu'on cherchoit à fixer le bras, les mouvemens convulsifs se faisoient sentir dans l'épaule; il y en avoit au visage du côté affecté.

Pendant les premiers bains, les mouvemens convulsifs furent plus violens. Il en résultoit de fortes contusions. Le moral étoit profondément affecté, & les facultés de l'esprit comme suspendues. Quoique le mouvement des doigts ne fût pas absolument perdu, la malade ne pouvoit s'en servir pour enfoncer ou placer une épingle. Elle se servoit du poignet à leur défaut. Quand elle essayoit d'écrire, elle ne pouvoit tracer que quelques caractères fort irréguliers & à peine lisibles. C'étoit la valériane qu'on avoit ordonné pour décider les règles.

Le 8 février on appliqua les aimans, pour lesquels la malade marqua la plus grande répugnance. On lui en mit à la tête, au cou & sur la poitrine. On joignit à ces pièces des bracelets, des jarretières, & des plaques sous la plante des pieds. La toux cessa dès le premier instant de leur application, ainsi que le froid habituel des pieds. Mlle. G.... put, le même jour à dîner, se servir de sa main dont elle ne tiroit aucun secours depuis six semaines. Le soir, M. Le Roy étant venu, & ayant examiné la malade, il reconnut un changement avantageux. Le pouls étoit moins convulsif, & les mouvemens cessés. Après quinze jours de l'usage des aimans, Mlle. G.... put écrire une lettre suivie. Quelques jours auparavant, elle avoit tracé des lettres & écrit quelques lignes; elle put aussi, vers la même époque, pincer de la harpe & dessiner en miniature. Le samedi 2 mars, nous étant rendus, accompagnés de M. l'abbé Le Noble, auprès de la malade, où se trouva M. Le Roy, nous reconnûmes qu'elle jouissoit d'une bonne santé. Nous la vîmes écrire une lettre bien stylée & bien conçue. M^e. sa mère nous fit voir des desseins de sa composition, parfaitement bien finis. Elle nous assura qu'elle pinçoit de la harpe avec la force & la légéreté ordinaires. La démarche n'étoit plus gênée. Mlle. G.... avoit repris toute sa gaieté, & jouissoit du libre usage de ses facultés. Ce bien-être se soutient à l'époque où nous écrivons (25 juin), quoique Mlle. G.... ait quitté une partie de ses aimans.

Obs. XXXVII. Une demoiselle âgée de trente ans, livrée aux travaux de la campagne, d'une constitution robuste, & paroissant jouir d'une bonne santé, n'avoit eu dans sa vie d'autre maladie que l'in-

O

difposition fuivante. La caufe qui l'avoit occafionnée eft abfolument inconnue ; on ne l'a pas même pu foupçonner ; mais tels étoient fa marche & fes fymptômes.

Au mois de décembre 1776, étant couchée auprès d'une de fes fœurs, elle reffentit pendant la nuit, entre les épaules, vers les premières vertèbres dorfales, une douleur vive qui la réveilla fubitement. Cette douleur dura peu de temps, & parut fe diffiper en fe gliffant dans les extrémités fupérieures & inférieures du côté droit, qui furent vivement agitées de mouvemens convulfifs pendant l'efpace d'une demi-heure. Alors cette première douleur difparut pour toujours ; mais il lui reprit, dans la même nuit & pendant quinze jours, de nouveaux accès de convulfions. Une faignée faite au pied gauche, une potion purgative & quelques bols altérans, ordonnés par le chirurgien d'un lieu voifin, parurent calmer les accidens. Au bout de dix-huit jours, la malade fe leva & put fortir. Peu de temps après, elle fut reprife de fes accès. Le même chirurgien lui ordonna les bains. Elle en prit quatorze en huit jours, & n'en reçut aucun foulagement. Dans les accès, les convulfions partoient tantôt d'une partie, tantôt d'une autre, quelquefois du bout du pied. La malade reffentoit une pefanteur continuelle à la tête, fur-tout vers le cervelet. Elle buvoit & mangeoit à peu près comme dans fon état ordinaire. Elle ne perdoit point connoiffance dans les accès, feulement elle fe fentoit alors très-foible. Les attaques devinrent par la fuite plus fréquentes & plus graves : tout le corps en fut attaqué. Il y a eu jufqu'à vingt accès par jour : quelquefois il n'y avoit pas entre eux un quart d'heure d'intermiffion. Elle ne pouvoit que refter au lit ; encore couroit-elle des dangers dans cette fituation, par la violence des mouvemens dont elle étoit agitée.

Le 29 mai 1777, elle fit ufage des aimans de M. l'abbé Le Noble. On lui appliqua, près des poignets, à la partie inférieure des avant-bras, des bracelets d'acier aimanté. Auffitôt après leur application, les accès convulfifs diminuèrent & s'affoiblirent journellement ; ils devinrent moins forts, moins fréquens, & difparurent totalement au bout d'environ dix-huit jours. Au 29 janvier 1778, ils ne s'étoient point renouvelés. La malade paroiffoit & fe croyoit parfaitement guérie. Elle avoit encore confervé pendant deux mois les bracelets en fituation, après la difparition des mouvemens convulfifs ; depuis elle les avoit portés dans fa poche.

La D^{lle}. Catherine B***, demeurant alors chez fon père, laboureur en la paroiffe de Breauté, au pays de Caux en Normandie, eft la perfonne qui fait le fujet de cette obfervation. Le bruit de fa guérifon s'étant répandu dans le canton, M. & M^e. de Durdan, demeurans à Bernières, chargèrent un homme de l'art de prendre des informations à ce sujet. Le rapport que le S^r. Campion l'aîné, médecin-vétérinaire bréveté du Roi, crut devoir rédiger, contient les signatures du père, de la mère, des frères & sœurs de la malade, du curé du lieu, du syndic, & d'autres personnes notables de la paroisse. Ce rapport d'ailleurs est dûment légalisé.

Par une lettre du 29 avril 1781, écrite de Durdan par Faüville en Caux, M^e. de Durdan confirmoit la guérison parfaite de la D^{lle}. B***. Cette fille demeuroit alors à Nointot près Bolbec. C'étoit par le conseil de M^e. de Durdan qu'elle avoit fait venir, du dépôt de M. l'abbé Le Noble à Paris, les bracelets magnétiques qu'elle avoit portés plusieurs mois, & quittés comme nous venons de le dire, se trouvant guérie. Depuis cette époque, elle annonçoit qu'elle n'avoit eu qu'une seule attaque très-légère de ses tremblemens, qui s'étoient passés avec le secours des bracelets qu'elle avoit appliqués de nouveau pendant environ un mois. Il y avoit alors deux ans qu'elle ne les portoit plus, n'ayant éprouvé aucuns accidens.

OBS. XXXVIII. M^e. la comtesse de B...... étoit attaquée depuis long-temps d'une toux violente. Elle avoit plusieurs fois craché du sang ; & la fièvre lente étoit établie, avec un degré de maigreur très-médiocre encore, mais des sueurs constantes. Ses règles, quoique diminuées, paroissoient tous les mois. Dans le cours de février, après des chagrins & des contradictions de toute espèce, elles manquèrent, & ne parurent plus. En leur place il lui prit des convulsions très-vives & très-violentes dans toutes les parties extérieures. La tête étoit très-douloureuse & l'imagination exaltée. Dans ces circonstances, on employa l'aimant, & avec un tel succès, que dès le soir même elle dormit. Ses convulsions cessèrent. Elles se réveillèrent le lendemain. On eut de nouveau recours à l'aimant, qui présenta les effets suivans. En chargeant une partie d'aimant, cette substance sembloit chasser la convulsion de la partie, & même la faire porter sur d'autres ; ensorte que la somme totale de la convulsion parut la même. L'aimant ne détruisoit point ainsi la convulsion ; mais il la détournoit sans la faire cesser. Il est arrivé de porter la convulsion de la tête sur les parties inférieures, en chargeant la tête d'aimant. C'est-à-dire l'aimant ôtoit la convulsion de la tête ; mais il en paroissoit sur des parties qui n'en avoient point été affectées. On observa cet effet pendant plus de trois semaines ; mais le marasme & les symptômes augmentant, il disparut. L'aimant cependant faisoit encore cesser les froids irréguliers ordinaires dans cette situation. Il ne les faisoit cesser que sur les parties auxquelles il étoit appliqué, & n'avoit aucun effet sur celles qui étoient éloignées.

M^e. de B...... avoit éprouvé, pendant le cours de sa maladie, un froid habituel aux pieds, qui l'avoit obligée à se servir d'une boule d'étain jour & nuit. Dès la première nuit, elle put s'en passer; & depuis, elle ne s'en servit plus. Il s'établit aux pieds une transpiration sensible. Ces effets de l'aimant ont été observés & suivis par M. Lorry, sous les yeux duquel M. l'abbé Le Noble en fit l'application.

Epilepsie (20).

OBS. XXXIX. Mlle. A**, demeurant, l'année dernière rue Aubry-Boucher, maintenant rue Bourg-l'Abbé au coin de la rue aux Ours, chez le S^r. Le Duc, doreur; âgée de quarante-deux ans, d'une constitution très-délicate, & née d'une mère épileptique, devint sujette, vers l'âge de quatorze ou quinze ans, à de violentes attaques de convulsions. Elles s'annonçoient par des roidissemens dans les bras & les jambes. Bientôt la malade perdoit connoissance, & elle étoit agitée, pendant quatre ou cinq heures, de violens mouvemens convulsifs. À la suite d'un de ces accès, elle eut pendant vingt jours la vue dérangée. Après une autre attaque non moins violente, elle resta alitée & privée de la parole pendant trois jours, au bout desquels, étant tout-à-coup attaquée d'un nouvel accès, elle recouvra la voix, & put articuler comme auparavant.

Mlle. A** avoit fait un grand nombre de remèdes pour adoucir sa situation. On l'avoit traitée long-temps par les adoucissans & les délayans. Un chirurgien l'avoit saignée vingt-huit fois du pied, environ huit fois par année. Un autre l'avoit purgée plus de quarante fois.

Le mal, loin de céder à de pareils remèdes, avoit toujours fait de nouveaux progrès. Les attaques se répétoient souvent jusqu'à trois fois par semaine. Affoiblie par l'ancienneté de la maladie, par la violence extrême & la grande fréquence des accès, la D^lle. A** tomba dans une sorte d'anéantissement accompagné de taciturnité, & de tous les signes d'une imbécillité apparente. Elle devint absolument incapable de toute espèce d'application, & d'exercer son métier qu'elle avoit encore assez bien fait jusqu'alors.

Ce fut dans cet état qu'elle eut recours à M. l'abbé Le Noble, qui lui fit appliquer les aimans au mois d'août 1778. Aussitôt après leur application, le mal commença à se calmer, d'abord insensible-

---

(20) Voyez sur ce point *Paracelse* & M. *Mesmer*, les observat. de M. *Unzer*, les observat. 1re. & 2e. du D^r. *Heinsius*, l'observ. de M. *Achille Mieg*, celle de *Mantoue*, l'obs. 1re. de M. *Filliet*, pag. 129 de M. *De Harsu*; 2 observ. de M. *Mesmer*, insérées dans la *Gazet. de Schaffouse*, novembre 1775.

ment. Dans l'espace de trois mois, tous les accidens furent complétement dissipés ; & depuis cette époque jusqu'à ce jour, ce qui forme un espace de quatre ans, ils ne se sont point renouvelés.

La D^lle. A** jouit maintenant d'une bonne santé ; elle a repris son métier de couturière en linge, dont elle s'occupe comme avant son indisposition. Les règles n'ont jamais eu un libre cours. Elle est affectée depuis très-long-temps d'une surdité qui n'a éprouvé aucune diminution pendant l'usage des aimans.

Toutes les fois qu'on a renouvelé les garnitures, la malade a senti constamment que les aimans travailloient avec plus de force, sur-tout à la tête. Elle ressent alors pendant quelques jours un nouveau bien-être. Elle n'a point encore cessé d'en faire usage. Elle assure avoir éprouvé plus de liberté du ventre depuis leur application.

OBS. XL. Mademoiselle.... âgée d'environ trente-huit ans, d'un tempérament sanguin, très-vive & très-sensible, éprouva pour la première fois, à l'âge de dix-neuf ans, des mouvemens de spasme & des attaques épileptiques. Les premiers revenoient plusieurs fois dans le mois. Les attaques étoient plus rares. Ses règles avoient paru dès l'âge de quinze ans avec facilité ; elles n'ont jamais été interrompues depuis. Vers l'âge de vingt-cinq à vingt-six ans, les accidens fâcheux qu'elle essuyoit cessèrent jusqu'à sa trente-quatrième année. Elle eut, dans cet intervalle, la petite vérole dont elle se tira heureusement, quoiqu'elle fût confluente. Ses souffrances se sont renouvelées depuis quatre ou cinq ans, sans qu'elle puisse assigner aucune cause à ce retour. Elles sont de plusieurs espèces. Les plus fréquentes sont des douleurs très-aiguës dans toutes les parties du corps, sur-tout aux jointures. Quelquefois ce sont des tremblemens de tous les membres, qui durent peu ; mais ils sont ordinairement les avant-coureurs de quelque attaque épileptique. Elle a froid habituellement, & se chauffe même pendant la canicule. Elle sent dans l'aine gauche, vers la partie supérieure, une douleur avec un gonflement habituel ; l'un & l'autre augmentent quelquefois, & cette augmentation annonce les règles ou les souffrances. Elle mange peu, & éprouve souvent des dégoûts très-longs pour les alimens. Les attaques épileptiques sont toujours précédées & accompagnées de dureté & de sensibilité à la matrice. Elles ont insensiblement un peu altéré ses facultés intellectuelles. Elle étoit née avec beaucoup d'esprit, une imagination très-féconde & une mémoire très-heureuse. Quand on suit sa société pendant quelque temps, on s'apperçoit que ses idées n'ont plus autant d'ordre ni de netteté dans certains jours que dans d'autres ; sa diction n'est plus la même ; elle est portée habituellement à la mélancolie, quoiqu'elle supporte ses

maux avec patience & courage. Elle a eu des alternatives d'embonpoint confidérable & de maigreur, depuis l'époque de fes premières
attaques. Son ventre fe bouffit & fe météorife depuis quelques années pendant plufieurs mois. Cet accident fe diffipe enfuite de lui-
même, & quelquefois tout-à-coup. Elle a eu des fleurs blanches très-
abondantes, fans que fes maux en aient été foulagés. Elle a auffi fup-
porté des vomiffemens habituels, fans en éprouver aucun avantage.
On doit enfin ajouter à ce tableau, qu'elle dort très-peu. Il faut né-
ceffairement que fon fommeil ne foit point interrompu ; & fi à fon
premier réveil elle ne fort pas du lit, & qu'elle fe rendorme, elle eft
affurée d'avoir des convulfions dans la journée. Pendant long-temps
elle s'eft plainte d'un tremblement dans les mains, lorfqu'elle écrivoit
ou qu'elle faifoit quelque travail.

Elle a eu recours fucceffivement à tous les remèdes que la médecine emploie contre de pareilles maladies, & n'en a retiré aucun foulagement. Plufieurs ont irrité fes maux, & ont rendu fes attaques plus
fortes & plus fréquentes. Les aimans appliqués par M. l'abbé Le Noble
pendant l'hiver dernier, ont produit les effets dont on va rendre compte.
Ils lui donnoient de légères défaillances qui étoient continuelles, fans
qu'elle perdît connoiffance. Elle ne les éprouvoit point auparavant,
& elles ont ceffé auffitôt que les aimans ont été retirés. Ils avoient
fait difparoître les tremblemens des mains. Elle s'en fervoit avec plus
de fûreté. Il parut des boutons rouges, avec des excoriations aux poignets, que M. de Brieude, correfpondant de la Société royale de Médecine, auteur de cette obfervation, n'attribuoit qu'à l'action mécanique de l'aimant appliqué fur ces parties, & qui n'étoient que l'effet
de fes frottemens. Dès que la malade les eut portés pendant quinze
ou vingt jours, il furvint des attaques épileptiques très-violentes, &
plus fortes qu'elle n'en eût jamais éprouvé ; ce qui la détermina à les
quitter. Elle ne but depuis que de l'eau de veau en boiffon ordinaire,
avec une pinte de petit-lait chaque matin. Le 11 mars 1782, il y avoit
plus d'un mois qu'elle ne fouffroit prefque aucun accident.

OBS. XLI. La D⁰. M** étoit devenue épileptique depuis fix ans,
à l'occafion d'une frayeur violente qu'elle avoit éprouvée dans le moment des règles qui n'en avoient point été fupprimées : elle avoit fait
différens remèdes. Les bains & l'application de la glace fur la tête
avoient calmé l'épilepfie pendant deux mois, au bout defquels elle s'étoit
renouvelée à la fuite d'un violent chagrin. A cette époque, il y avoit
eu fuppreffion des règles : en leur place il s'étoit déclaré un écoulement en blanc, que dans la fuite les règles avoient remplacé ; mais
elles n'étoient revenues qu'imparfaitement.

Les attaques épileptiques ne se manifestoient que pendant la nuit & jamais le jour, à moins que l'ame n'eût été vivement affectée. La malade étoit trois ou quatre nuits sans avoir d'accès ; elle en avoit ensuite pendant huit nuits sans interruption. Les accès alors étoient violens, & se répétoient souvent plusieurs fois dans les mêmes nuits ; ils étoient suivis d'un violent mal de tête. La mémoire des choses récentes étoit affoiblie. Le souvenir des événemens passés depuis long-temps subsistoit dans toute son intégrité.

Tel étoit l'état de la D^e. M** le 19 septembre 1777, lorsque, de l'avis de M. Mauduyt, qui suivoit alors les effets de l'aimant, M. l'abbé Le Noble lui fit appliquer une garniture composée de deux bracelets, d'un bandeau ou serre-tête, d'un collier, & d'une plaque pour la région de la poitrine. Le 29 septembre, dix jours après leur application, la malade n'avoit eu d'attaque qu'une seule nuit. Cette attaque avoit été unique, mais violente. Elle avoit eu lieu du 27 au 28, jour où les règles s'étoient déclarées. Dans ces circonstances, la malade étoit gravement attaquée les trois nuits qui précédoient l'éruption. Il faut observer que le 19, il y avoit trois nuits que M^e. M** n'avoit eu d'accès ; ainsi elle auroit dû, suivant la marche ordinaire de la maladie, avoir huit nuits pendant lesquelles elle en auroit été attaquée. Elle se trouvoit alors plus gaie. La mémoire paroissoit légèrement affermie. Elle s'étoit rappelée des époques dont elle n'auroit point eu de souvenir dans un autre temps. On lui trouvoit l'extérieur plus calme & plus serein. Sa vue, qui s'affoiblissoit aisément le soir, étoit plus forte & se fatiguoit moins. M. l'abbé Le Noble fut d'avis d'ajouter des jarretières aimantées, & en laissa à la malade pour s'en servir.

Du 28 septembre au 3 octobre, il n'y eut point d'accès. Pendant les trois nuits suivantes, elle en eut cinq ; deux pendant la première, un dans la seconde, deux pendant la dernière. Ceux-ci furent très-violens, & accompagnés deux fois d'écoulement involontaire des urines. Du 6 au 13, il y eut des accès chaque nuit : on doit en excepter la nuit du 7. Pendant cette nuit & la journée qui l'avoit précédée, la malade avoit été tremblante & avoit beaucoup sué. Depuis quatre ou cinq jours, on avoit ajouté à la garniture une suite d'aimans qui descendoient depuis la première vertèbre dorsale jusqu'au sacrum.

L'action des aimans paroissoit, à cette époque, avoir eu moins d'effet à mesure qu'on s'étoit plus éloigné du temps de leur application : mais on doit remarquer que, dans cet intervalle, les règles étoient survenues ; qu'elles n'avoient paru que foiblement, & que le temps avoit été souvent variable & humide, circonstances dans lesquelles la

malade étoit naturellement toujours plus incommodée. D'ailleurs,
outre son incommodité habituelle, Mᵉ. M** avoit depuis quelques
jours une fluxion & des douleurs rhumatismales lancinantes, qui cessoient & reprenoient par intervalles. La disposition à la mélancolie,
dissipée pendant les douze premiers jours, étoit revenue au même
point où elle étoit avant l'usage de l'aimant. La mémoire qui s'étoit
également affermie, s'affoiblissoit & retomboit dans l'état primitif. Au
reste la malade restoit moins sensible qu'avant l'application des aimans,
au bruit qu'elle entendoit; & de ce côté-là, le mieux se soutenoit au
même degré.

Du 13 au 15, Mᵉ. M** passa deux nuits sans accès; la suivante
il y eut une attaque. Le 17, son mal, au lieu de l'atttaquer la nuit,
la prit foiblement pendant la journée. Six jours ensuite, du 17 au 22,
se passèrent sans accident. Les accès se renouvelèrent les quatre nuits
suivantes. La malade ne continua pas plus long-temps l'usage des
aimans.

Cependant elle avoit éprouvé, depuis leur application, un amende-
ment sensible. Les accès avoient d'abord été calmés pendant douze
jours. Ils avoient ensuite reparu; mais depuis leur retour, ils étoient
de moitié moins fréquens : car du 13 (octobre) au 26, ce qui com-
prend treize jours, Mᵉ. M** n'avoit éprouvé son mal que cinq fois
dans cinq nuits différens, dont quatre de suite; & dans une de ces
nuits, il y avoit eu deux accès. Une foible attaque s'étoit déclarée dans
la journée du 17. Cependant, d'après la marche ordinaire de la maladie, en supposant quatre nuits bonnes, il y en auroit eu neuf de
mauvaises, au lieu qu'il ne s'en est passé que cinq; de plus, au lieu
d'un ou de deux accès par nuit, la malade en éprouvoit trois ou
quatre.

D'ailleurs, outre que les accès étoient plus rares, ceux qu'elle
éprouvoit étoient moins longs & moins violens. Lorsqu'elle en étoit
attaquée, le mal revenoit sept ou huit nuits de suite; au lieu que
depuis l'usage des aimans, il n'a jamais continué dans son plus fort
que pendant quatre nuits. La mémoire, suivant le rapport de la malade, n'étoit pas meilleure; mais le mal-aise, les accès de mélancolie,
la foiblesse de la vue, les tressaillemens à un bruit inopiné, accidens
ordinaires & suites constantes des accès, étoient les uns notablement
diminués, les autres dissipés depuis trois semaines; il y en avoit six
que les aimans avoient été appliqués.

Obs. XLII. Le 20 avril 1779, le Sʳ. Aubé, lieutenant de M. le
premier chirurgien du Roi à Vernon, fut appelé pour voir le fils du
nommé B.... cabaretier de cette ville, demeurant paroisse Notre-Dame.
L'enfant,

L'enfant âgé de neuf à dix ans, éprouvoit alors un violent accès d'épilepfie, accompagné de tous les accidens qui caractérifent ce genre de maladie, tels que les déjections involontaires des urines & des matières
ftercorales. Après différentes queftions, le S^r. Aubé, ayant appris qu'il
y avoit eu déja de pareilles attaques, propofa au père de l'enfant les
moyens indiqués en pareil cas pour les mettre en ufage. Mais celui-ci
paroiffant décidé à employer les aimans de M. l'abbé le Noble, **M.**
Aubé y foufcrivit; & il rapporte que le 31 août de la même année,
ce qui formoit un efpace de quatre mois dix jours, l'enfant n'avoit
éprouvé aucun accès. Ces faits font conftatés par un certificat du S^r.
Aubé, dans lequel il prononce qu'on ne peut attribuer ce foulagement qu'à l'action des aimans.

L'enfant continua d'être exempt de toute rechute jufqu'au moment
de fa mort, qui n'eut lieu qu'après un an révolu depuis l'application
des aimans, & qui fut occafionnée par une chute qu'il fit de huit à
dix pieds de haut. Il étoit devenu épileptique à la fuite d'une frayeur
qu'il avoit éprouvée au mois de février 1779. Les attaques s'étoient
répétées plufieurs fois dans l'efpace d'environ trois mois qui s'écoulè-
rent avant la vifite du S^r. Aubé. Depuis cette époque, l'enfant n'eut
point d'accès pendant un an.

Obs. XLIII. Guigard, âgé de fept ans & demi, grand & robufte
pour fon âge, avoit effuyé pendant cinq femaines une fièvre continue. Convalefcent depuis huit jours de cette maladie, il éprouva fucceffivement, en douze ou quinze heures, deux faififfemens violens,
à la fuite defquels il tomba dans des convulfions qui durèrent toute
la nuit. Elles ceffèrent vers le matin; mais l'enfant demeura fans parole, privé de l'ufage de fes fens, & paralyfé de la moitié du corps
du côté droit : cet état dura pendant trois femaines. Guigard ayant
recouvré au bout de ce temps la parole & l'ufage de fes fens, on
reconnut qu'outre les maux dont nous venons de parler, il avoit encore perdu la raifon dont il avoit joui jufqu'au moment des convulfions dans le degré ordinaire aux enfans de fon âge. Au bout de cinq
femaines, à dater du premier inftant de fon accident, la bouche étoit
redreffée & revenue à fon état naturel; mais le bras & la jambe n'a-
voient encore éprouvé aucun changement. Il ne donnoit aucun figne
d'intelligence, quoique cependant il n'eût rien dans la phyfionomie
de ce qui a coutume d'annoncer l'imbécillité. Le goût paroiffoit être
en lui fans action; on avoit employé les bains & les potions anti-fpafmodiques.

Tel étoit l'état de Guigard, lorfque le 24 feptembre 1777, fa mère
le préfenta à M. Mauduyt. Il fut foumis à l'électricité, dont il prit

une féance chaque jour jufqu'au 6 novembre, & treize feulement depuis ce temps jufqu'au 5 février de l'année fuivante, qu'il ceffa de venir. A cette époque il parut guéri complétement de fa paralyfie.

Cependant Guigard, rétabli quant aux mouvemens, n'avoit rien gagné à la fin de fon traitement du côté des facultés intellectuelles ; non-feulement il paroiffoit idiot & ftupide, il étoit encore fujet, au moindre bruit qu'il entendoit inopinément, à être frappé d'un faififfement fubit. Il pâliffoit, chanceloit, lâchoit quelques gouttes d'urine, & revenoit en un inftant dans fon état naturel. Ces fymptômes ayant fait craindre qu'il ne devînt épileptique, M. Mauduyt fut d'avis de ceffer de l'électrifer. Il lui fit faire ufage de l'infufion de feuilles d'oranger : ce moyen fut inutile. On voulut employer la racine de valériane ; mais la faveur défagréable de cette plante fut caufe qu'on ne put s'en fervir pour cet enfant, en qui le fens du goût avoit repris toute fon activité.

Pendant l'année, Guigard continua d'être fujet à fes frayeurs qui le faifoient tomber dans une forte de ftupeur qui duroit peu de temps, à peine une minute. Il s'y joignit de légers fymptômes épileptiques qui varioient pour le temps où ils avoient lieu, la fréquence & la manière dont ils fe manifeftoient. Pour les diffiper, on eut recours aux aimans, qui furent appliqués par M. l'abbé Le Noble.

Le 10 janvier 1779, la mère de Guigard apprit à M. Mauduyt que les aimans avoient arrêté fes frayeurs pendant le jour ; mais qu'il lui étoit furvenu des accès la nuit, plus longs que dans le temps où pendant la journée il éprouvoit fes frayeurs. M. Mauduyt ayant jugé fur ce récit que les aimans n'opéroient pas avantageufement, puifqu'en changeant les accès d'heure ils en prolongeoient la durée, ils furent retirés. L'enfant redevint fujet à tomber fans ceffe à la renverfe au moindre bruit imprévu qu'il entendoit, & l'on prit le parti de replacer les aimans.

A l'époque du 2 juin, les fymptômes épileptiques dont le malade étoit attaqué, ne duroient pas deux minutes ; & depuis trois mois ils ne s'étoient renouvelés que trois fois. On avoit de plus remarqué que depuis la nouvelle application des aimans, l'enfant avoit été une feconde fois délivré de fes faififfemens. Comme il étoit propre à être foumis à des expériences, étant incapable de feindre, M. Mauduyt s'appliqua à conftater ces effets finguliers que l'aimant fembloit préfenter. Il ne fe contenta pas du récit des parens ; il fe rendit chez eux, & s'affura par lui-même de la vérité, en cherchant à effrayer inopinément l'enfant, & le trouvant ou ne le trouvant pas fufceptible de l'être, fuivant qu'il portoit ou qu'il ne portoit pas les aimans.

Les symptômes épileptiques, qui à l'époque du 2 juin avoient paru diminués, augmentèrent par la suite. Les attaques devinrent plus marquées ; elles furent accompagnées de convulsions, d'écume à la bouche & de chutes violentes, dans lesquelles il arriva plusieurs fois que le malade se fit à la tête de fortes contusions. On prit la précaution de lui faire porter des bourrelets fort épais ; mais les chutes continuant d'avoir lieu, il en résultoit toujours, malgré ce secours, de violentes commotions du cerveau. On attribua à cette cause l'augmentation des accidens, contre lesquels l'aimant ne parut plus avoir d'efficacité.

Obs. XLIV. Le nommé Pierre F......, compagnon menuisier, demeurant fauxbourg Saint-Martin, paroisse Saint-Laurent, âgé d'environ trente-six ans, & d'une assez bonne constitution, étoit depuis six ans attaqué d'épilepsie. Cette indisposition s'étoit annoncée par un assoupissement habituel qui avoit duré environ dix-huit mois, & précédé tout accès. Le premier qu'il éprouva se manifesta par une sensation extraordinaire qui s'étendit le long du bras jusqu'à l'aisselle du côté gauche, & fut accompagnée de suffocation. Cet accident, qui se répétoit à chaque minute, dura pendant deux jours, & ne fut point suivi de perte de connoissance : trois mois après, il survint un second accès. Dans celui-ci, la sensation commença au bout des doigts de la main gauche ; elle monta à la tête du même côté, & le malade tomba aussitôt privé de sentiment. Depuis ce moment il lui étoit resté un engourdissement dans la main gauche, dont il se ressent encore. Tous les accès qui se font succédés par la suite, ont commencé par cette main, un seul excepté, qui, il y a quatre ou cinq ans, prit par le côté, & parcourut toute la moitié du corps. Dans cet accès, lorsque le mal fut descendu dans la jambe, le malade éprouva une vive douleur de crampe aux doigts du pied, & dans ce moment il tomba privé de connoissance.

Les attaques se renouveloient le plus souvent tous les deux ou trois mois environ, & telle étoit leur marche ordinaire. Elles s'annonçoient par des mouvemens plus ou moins violens vers la base de la première phalange du doigt index, du côté de la paume de la main. Ces mouvemens, toujours accompagnés de douleur, parcouroient l'avant-bras, le bras, l'épaule, & se portoient à la tête du même côté. Une douleur vive se faisoit sentir en ce moment au dessus de l'œil, & dans l'instant le malade tomboit, jetant un cri violent & éprouvant une douleur générale, comme s'il se fût senti écraser. Il restoit dans cet état pendant quelques heures, privé de connoissance. Il n'éprouvoit pas de mouvemens convulsifs dans les parties extérieures ; ceux de la main & du bras cessoient même en ce moment ; il restoit plutôt immobile & comme anéanti. Lorsque le mal s'étendoit depuis les doigts jusqu'à la tête, la main, l'avant-bras & le bras fucceffivement, devenoient violets. Le malade préfume que les autres parties qu'il ne pouvoit voir du même côté & la moitié de la face, fe couvroient de la même couleur. Les veines de la main étoient gonflées en deffus, vers l'endroit d'où le coup fembloit partir dans l'accès, & l'engourdiffement de cette main étoit alors fur-tout plus remarquable.

Chaque accès ordinairement prenoit une durée de fept à huit jours, pendant lefquels il furvenoit un grand nombre d'attaques, quelquefois au nombre de quatre ou cinq par jour : une feule faifoit perdre connoiffance au malade. Cette attaque, la plus grave de toutes, fe trouvoit vers la moitié du temps que duroit chaque accès, & du nombre des attaques multipliées dont il étoit comme compofé. Le malade l'attendoit toujours avec une forte d'incertitude, quoiqu'elle eût ainfi une détermination conftante. Elle étoit précédée & fuivie d'accès plus ou moins légers, qui ne donnoient pas lieu à l'anéantiffement. Ces légers accès alloient d'abord en augmentant progreffivement, les premiers ne confiftant qu'en une forte de tremblement convulfif des doigts de la main affeĉtée, les plus voifins de l'index. Ces mouvemens devenoient par la fuite plus confidérables & fe répétoient plus fouvent ; ils prenoient auffi plus de durée & d'étendue, & ainfi fucceffivement jufqu'à l'accès où la connoiffance fe perdoit. Les attaques s'affoibliffoient enfuite graduellement à peu près comme elles avoient augmenté.

Quelquefois il arrivoit, mais rarement, que la perte de connoiffance avoit lieu plufieurs fois dans l'accès qui en étoit accompagné. Les mouvemens convulfifs alors revenoient fur le champ dans les doigts, dès que le malade avoit repris fes fens. Dans un accès, il retomba quatre fois ainfi dans l'anéantiffement. La perte de connoiffance duroit depuis un quart d'heure, jufqu'à deux & même trois heures. Il fembloit au malade, lorfqu'elle avoit lieu, que tous fes nerfs fe roidiffoient avec violence ; il reffentoit de grandes douleurs, comme fi on lui eût rompu les membres. Ce fentiment n'affeĉtoit que le côté gauche, & le malade fentoit diftinĉtement fon corps comme partagé en deux parties ou moitiés latérales, dans la direĉtion rigoureufement jufte du raphé, que M. de Bordeu a fi bien décrit après quelques auteurs. La ligne de féparation étoit prolongée par le milieu de la verge, du périnée & des feffes, par le milieu de la face & du nez, dont une narine fe roidiffoit, l'autre reftant dans l'état naturel.

Le malade n'a jamais pu foupçonner la caufe à laquelle il devoit attribuer fon indifpofition. Aucune perfonne de fa famille, quoiqu'elle foit nombreufe, & qu'il ait fix frères & des fœurs, n'eft attaquée.

d'épilepfie. En fe rappelant différentes circonftances qui ont accompagné ou précédé fon mal dans fon origine, F....... nous a appris qu'étant un jour parti de grand matin pour faire une route d'environ huit lieues, & n'ayant auparavant rien reffenti qui pût l'indifpofer, il fe trouva tout-à-coup ébloui ; il lui fembloit qu'il ne pouvoit plus lever les jambes : il fe repofa, & but un verre de vin. L'éblouiffement fe diffipa au bout d'une demi-heure : le premier accès eut lieu trois femaines après. F...... ne nous a point auffi laiffé ignorer l'état de gêne auquel il s'étoit réduit pour fubvenir à l'éducation d'un de fes frères qu'il foutenoit au collège ; il s'étoit privé d'une partie de fa nourriture, & il avoit fouvent fouffert de la foif. Quant à la difficulté qu'il éprouvoit dans la flexion du doigt index, elle ne lui étoit furvenue, au moins il ne l'avoit reffentie qu'à la fuite du premier accès. Il femble qu'il y ait une forte de corde qui fe tend & fe détend difficilement dans les mouvemens de flexion & d'extenfion de ce doigt. Il y a lieu de croire que le tendon du fléchiffeur, dans fon paffage fous la gaîne qui l'affujettit vers la bafe de la première phalange, éprouve quelque obftacle, comme s'il portoit un léger nodus ou ganglion qui feroit d'ailleurs infenfible au toucher.

Le malade avoit été traité, en différens endroits, par plufieurs médecins & chirurgiens inftruits. Un grand nombre de remèdes ne lui avoient procuré aucun foulagement. Les bains, l'émétique répété plufieurs fois, les poudres tempérante de Stahl & de Guttete, & les différens anti-fpafmodiques, avoient été prefcrits en vain. Le mal faifoit de nouveaux progrès malgré ces fecours. La tête s'affoibliffoit de plus en plus. F...... fentoit un bandeau continuel fur les yeux ; il ne pouvoit fixer aucun objet pendant quelque temps, & il fe trouvoit incapable de travailler. Ce fut alors que, convaincu de l'inutilité des remèdes pour améliorer fon état, & defirant ardemment de s'en délivrer, il réfolut de fe faire amputer le doigt dans lequel il préfumoit que la caufe de fes accès avoit fon fiège. L'un de nous (M. Andry), qu'il confulta fur cette réfolution, crut devoir l'en détourner. On lui prefcrivit un nouveau traitement, pendant lequel il porta les aimans de M. l'abbé Le Noble. Les remèdes principaux qui lui furent confeillés, confiftèrent dans les amers anti-fpafmodiques les plus efficaces, variés fous toutes les formes, & des frictions aux jambes avec la teinture de cantharides.

Neuf mois fe paffèrent fans qu'il fût revenu d'accès ; & le malade, penfant que c'étoit aux remèdes qu'il devoit attribuer le foulagement qu'il éprouvoit, ceffa de porter les aimans. Peu de temps après les avoir quittés, il fut pris d'une attaque ; elle fe manifefta, comme à l'ordinaire, par des accès répétés pendant huit jours. L'un de ces accès, le plus fort de tous, lui fit perdre connoiffance. Cette attaque eut lieu vers la Pentecôte, en 1779. Il eut promptement recours aux aimans; & pour s'affurer de leur efficacité, il ceffa tout ufage de médicamens. Les accidens ne reparurent pas pendant plus de deux ans. Au mois d'octobre dernier (1781), fon état étoit fenfiblement amélioré; il jouiffoit alors de la meilleure fanté; fa tête & fa vue s'étoient raffermies. Il étoit délivré d'une démangeaifon qu'il éprouvoit fur les épaules; cependant la main gauche étoit reftée engourdie, & les mémes difficultés perfiftoient dans la flexion du doigt index.

Quelques mois auparavant, & dans le cours du printemps, F...... avoit éprouvé, pendant plufieurs nuits de fuite, une émotion qui lui avoit fait craindre de retomber. Peu de momens après s'être couché, il reffentoit de la fuffocation, comme s'il eût eu un poids confidérable fur la poitrine; il éprouvoit en même temps une impreffion de froid par-tout le corps. Dans le même inftant il fe fentoit foible, fa tête fe chargeoit; & craignant d'avoir un accès, il fe précipitoit hors du lit. Alors les accidens difparoiffoient; mais à peine y étoit-il rentré, qu'il en étoit de nouveau faifi. Il ne les éprouvoit au refte qu'étant couché dans fon lit; s'il paffoit la nuit à dormir affis dans un fauteuil, il ne s'en reffentoit pas : des bains de pieds & quelques clyftères les firent bientôt ceffer. Quelque temps avant d'éprouver cette légère révolution, le malade avoit craché un peu de fang pendant environ un mois.

Le ♄ octobre dernier, F...... vint faire renouveler la garniture. Il nous annonça que depuis quelque temps il travailloit jour & nuit à la nouvelle falle de l'opéra. Un travail auffi pénible ne pouvoit que lui être très-contraire. Il en fortit le dimanche 28; & la nuit du 30, il eut un accès qui fut fuivi le lendemain d'un fecond. Eft-ce à la fatigue que F...... doit avoir éprouvée par un travail auffi pénible pendant plus de trois femaines; eft-ce à l'inefficacité du magnétifme qu'on doit attribuer cette rechute? Les exhalaifons d'un nombre immenfe d'ouvriers, les vapeurs du plâtre, celles de la peinture, n'ont-elles pas pu contribuer à renouveler les accidens dans un fujet où toutes les caufes prédifpofantes devoient encore exifter? Dans le même temps, F...... avoit paffé treize nuits de fuite auprès d'un de fes enfans qui étoit tombé malade. Une obfervation plus effentielle encore mérite à ce fujet quelque attention. F...... s'étoit donné, en travaillant, un coup violent fur les doigts de la main gauche : l'inftrument avoit furtout frappé le doigt primitivement affecté, & reconnu pour le fiège du mal; ce doigt avoit reçu une forte contufion. Lorfqu'il fe préfenta chez M. l'abbé Le Noble pour changer fes aimans, il portoit fur fon extérieur toutes les marques de l'affoibliffement que les veilles & les fatigues lui avoient occafionnées.

A compter de cette époque, les accès ne se font point renouvelés. F..... a repris son premier état de calme & de bien-être ; il s'est écoulé huit mois entiers depuis son dernier accident. Avant l'usage des aimans, il n'avoit jamais passé plus de trois mois sans accès. Les attaques revenoient le plus ordinairement toutes les six semaines ; quelquefois elles observoient un intervalle de deux mois : mais il étoit très-rare qu'il s'en passât trois sans les voir renouveler. Lorsque F..... eut commencé à faire usage des aimans, il passa d'abord neuf mois sans accès, jusqu'à l'époque où se croyant guéri par les remèdes qu'on y avoit joins, il crut pouvoir les quitter impunément. Depuis leur nouvelle application, il avoit été, jusqu'à son dernier accident, plus de deux années sans s'en ressentir : maintenant il y a huit mois qu'il n'a rien éprouvé. L'aimant n'auroit-il donc contribué en rien à faire naître ces longs intervalles de calme & de tranquillité ?

OBS. XLV. M. Aug.. tondeur de draps, demeurant rue des Gobelins, fauxbourg Saint-Marcel, âgé d'environ cinquante-six ans, avoit toujours joui d'une bonne santé, lorsqu'au commencement de 1779, pendant l'hiver, il fut attaqué de l'indisposition suivante. Il éprouva une nuit, dans la cuisse droite, un mouvement convulsif très-violent qui s'étendit dans tout le côté, dans le bras droit, & qui lui fit faire un bond dans son lit. La jambe étoit en ce moment affectée de vives douleurs de crampes. Cet accident se dissipa ; mais il reparut à différens intervalles. Dans les accès qui succédèrent au premier, le mal parut avoir quitté la jambe, & s'être concentré dans le bras. M. Aug.. y ressentoit dans les accès un roidissement des nerfs, qui s'étendoit jusques sous l'omoplate. A ce roidissement succédoient d'abord un léger frémissement, ensuite un tremblement convulsif qui agitoit le bras par des secousses répétées. Ces accès ne duroient que quelques minutes ; mais ils se renouveloient un grand nombre de fois dans la journée. Le bras étoit en même temps affecté de vives douleurs.

Le mal s'étoit fait sentir d'abord pendant six semaines ; il s'étoit renouvelé vers la Pentecôte. Dans les accès qui eurent lieu à cette époque, M. A. tomba deux fois sans connoissance ; alors le roidissement des nerfs s'étoit porté du bras au cou, à la joue, & jusqu'à l'œil du côté affecté. Le malade croit avoir passé, dans ces accès, une demi-heure sans reprendre ses sens. Il se rendit à l'Hôtel-Dieu, où il prit différens remèdes & les bains tièdes : les mouvemens convulsifs ne cédèrent point à leur action.

Lorsqu'au mois de janvier 1780, M. A. nous fut présenté, il étoit depuis trois semaines repris de ses accès, qui s'étoient renouvelés comme ci-devant. Aucune de ses attaques n'avoit été suivie de perte de connoiſſance. Seulement le malade avoit éprouvé un jour que le roidiſſement des nerfs s'étoit étendu du bras juſqu'au viſage, comme il lui étoit arrivé dans les accès de la Pentecôte ; mais cette attaque n'avoit point eu d'autres ſuites.

Les accès étoient toujours plus forts la nuit & lorſque le malade étoit au lit, que pendant le jour & lorſqu'il marchoit. Il éprouvoit que dans certaines nuits le roidiſſement des nerfs étoit plus conſidérable. Alors il étoit obligé de ſe lever précipitamment, étant menacé dans ce moment de perdre connoiſſance.

M. A. avoit perdu preſque toute diſpoſition au travail ; il étoit dans un état tel que les perſonnes qui le connoiſſoient, & lui-même, étoient perſuadés qu'il ne pourroit jamais reprendre & continuer ſon métier. La crainte de retomber dans le même état qui l'avoit forcé de ſe mettre à l'Hôtel-Dieu, l'inquiétoit vivement. Il ſe ſentoit le bras très-affoibli & fatigué par les ſecouſſes convulſives qu'il y avoit éprouvées, tant elles avoient été fortes & fréquentes pendant le long eſpace de temps qu'il y avoit été ſujet.

Le 11 janvier, M. l'abbé Le Noble lui fit appliquer au cou, à l'épaule, au bras, à la jambe, à la cuiſſe du côté droit, pluſieurs plaques aimantées : une autre fut placée ſur la région de l'eſtomac. Peu de jours après leur application, les mouvemens convulſifs ſe diſſipèrent. Le 19 février ils ne s'étoient pas renouvelés. En levant une chaiſe, M. A. éprouvoit encore, vers l'inſertion du deltoïde, une douleur qui s'étendoit juſqu'à l'articulation du coude. Cette douleur augmentoit quand on preſſoit fortement le bras en cet endroit. Elle étoit accompagnée d'un léger frémiſſement & de démangeaiſon. Le ſommeil étoit beaucoup plus tranquille : cependant il avoit encore été interrompu quelquefois par des treſſaillemens qui n'avoient eu aucune ſuite ; ils avoient été ſeulement accompagnés d'un léger frémiſſement dans tout le côté affecté.

Le 20 février, M. A. reſſentit vers le ſoir une foibleſſe dans la jambe droite, qui le forçoit à la traîner. Le lendemain matin le bras du même côté commença à perdre de ſa force ; cependant M. A. reſta levé toute la journée, pendant laquelle il fit pluſieurs chutes par une ſuite de ſon état de foibleſſe & ſans perdre connoiſſance. Le jour ſuivant, à ſon réveil, après avoir bien dormi, ainſi que la nuit précédente, il ſentit que ſa jambe, ſa cuiſſe & ſon bras étoient privés de mouvement & de ſentiment, comme ſi ces parties euſſent été paralyſées : la chaleur s'y étoit maintenue avec un certain degré de moiteur.

M. A. paſſa neuf jours entiers dans cet état, ſans voir renaître aucune diſpoſition au mouvement dans les parties affectées, repoſant
bien

bien la nuit, confervant toute fa tête & fon appétit. Le dixième jour le mouvement fe rétablit d'abord dans le pouce à la main, enfuite dans les autres doigts, & ainfi fucceffivement chacun des jours fuivans dans toutes les parties qui en avoient été privées. On ne fit aucuns remèdes. M. A. éprouvoit alors des fueurs qui paroiffoient le le foulager. Les aimans n'avoient point été retirés.

Le 13 mars, il n'y avoit plus de foibleffe que dans la cuiffe. M. A. y reffentoit une chaleur intérieure & une impreffion qu'il comparoit au mouvement de petits grains de chenevis roulans dans les chairs. Le bras & la main avoient recouvré toute leur force. M. A. avoit repris fes travaux. Il fe plaignoit toutefois de reffentir un peu de vertige à la tête & de légers maux de cœur.

Le dimanche 1er. avril, M. A. continuoit d'éprouver du foulage-ment; cependant il avoit reffenti, pendant le cours de la femaine, des fecouffes convulfives qui lui avoient agité le bras à différentes reprifes dans la journée. Ces mouvemens ne lui avoient pas fait interrompre fon travail un feul inftant; ils n'avoient point été violens. Auparavant, quand il en étoit attaqué en tenant fon inftrument, ils lui faifoient lâcher prife.

M. A. nous apprit à cette occafion, que le métier qu'il exerce eft très-fatiguant. L'inftrument dont fe fervent les ouvriers de fa profef-fion, pèfe fur leurs bras 80 livres par l'effort qu'il exige pour être conduit; il occafionne une tenfion confidérable dans les mufcles du bras. On doit remarquer que c'eft le bras qui fupporte un pareil effort dont M. A. fe trouve incommodé, & qu'il y a trente ans qu'il exerce fon métier. Au défaut de toute autre caufe connue, à laquelle on puiffe at-tribuer fon indifpofition, celle-ci nous a paru devoir être adoptée.

Peu de temps après, M. A. reffentit, pendant près de trois femaines, de petites fecouffes convulfives qui lui agitoient le bras prefque à cha-que inftant du jour & de la nuit. Ces fecouffes nerveufes fe réveillèrent dans le commencement du mois de mai; mais elles n'attaquèrent alors que la cuiffe du côté affedé. Elles n'avoient lieu que le foir, au moment où le malade étoit couché, & lorfqu'il étoit fur le point de s'endormir: elles duroient alors environ trois minutes. Le fommeil avoit encore été quelquefois interrompu par des treffaillemens. La garniture avoit été renouvelée. On y avoit ajouté deux plaques, dont une étoit appliquée à la plante du pied du côté droit, & l'autre entre les deux épaules.

Vers la fin de mai, M. A. étant prêt à s'endormir, fentit une attaque qui s'étendit depuis le cou, le long de la colonne épinière jufqu'à la cuiffe du côté affedé, où il éprouva de légers mouvemens convulfifs. Le bras n'en fut point agité. Cette attaque paffa rapidement. Les mou-vemens fe répétèrent enfuite deux fois, mais dans la cuiffe feulement.

Le dimanche 26 août, M. A. reſſentoit chaque nuit, depuis environ quinze jours, dans la cuiſſe malade, quelques légers mouvemens convulſifs. Ces mouvemens avoient été plus ou moins étendus ; ils ne s'étoient point propagés au-delà de la cuiſſe ; ils paſſoient comme un éclair. Dans un de ces accès, le malade ſentit à la gorge un gonflement intérieur qui fut ſuivi de quelques petites ſecouſſes qui ſe portèrent à la tête, & d'une légère diſpoſition à l'étourdiſſement. La plaque du cou n'avoit point été renouvelée au dernier changement de garniture qui avoit eu lieu vers la fin de juillet.

Au commencement d'octobre, M. A. éprouva pendant une nuit des crampes très-douloureuſes aux bras, aux jambes, aux pieds, au cou, en général dans toutes les articulations. Le matin elles ſe diſſipèrent, & il n'y en eut aucun retour pendant la journée, le lendemain, ni les jours ſuivans. Le malade ayant beaucoup ſué pendant l'été, il préſumoit que cette attaque de crampes dépendoit de l'affoibliſſement des aimans : il les fit renouveler le dimanche 7 ſuivant. Il reſſentoit encore à cette époque de légers treſſaillemens dans la cuiſſe & la jambe : il lui étoit arrivé une ſeule fois auſſi d'en éprouver dans le bras affecté.

Les aimans ayant été renouvelés le dimanche 9 décembre, le même jour 24 février, le lundi 8 avril & au commencement de juillet de cette année, M. A. n'a plus reſſenti de ſon indiſpoſition, que de légers treſſaillemens pendant la nuit dans la cuiſſe affectée. C'eſt au moment du ſommeil qu'ils ſe font ſentir ; & le malade penſe que les chaleurs de la ſaiſon & les fatigues de la journée doivent beaucoup y contribuer. Le foyer de ces frémiſſemens paroît être placé dans l'articulation du genou ; ils s'étendent quelquefois, mais rarement, dans tout le côté juſqu'à l'épaule & au cou, & alors la tête y participe : ils ſe propagent quelquefois auſſi en même temps juſqu'à l'extrémité du pied ; ils ne durent que quelques minutes, & ſont quelquefois trois ſemaines ſans reparoître. Pendant le jour, le genou reſte affecté de roideur & d'une douleur ſourde. Pour calmer cet accident, on a appliqué une plaque particulière au deſſous du jarret. Le bras a ceſſé abſolument d'être affecté. M. A. n'y a reſſenti depuis long-temps aucune atteinte de ſes anciens accidens. Il jouit d'une bonne ſanté, & travaille avec la même force qu'avant ſon indiſpoſition.

Pendant ce long uſage des aimans, M. A. a conſtamment éprouvé, ſous les plaques, des démangeaiſons quelquefois aſſez vives pour le forcer à ſe gratter juſqu'au ſang : c'étoit ſur-tout au bras qu'elles ſe faiſoient ſentir. M. A. aſſuroit qu'avant l'application des aimans, il n'y en avoit jamais éprouvé. La peau avoit paru fort rouge dans l'endroit du contact. Il s'élevoit auſſi dans tout le voiſinage des boutons plus ou moins gros, qui peu de temps après ſe flétriſſoient. Ces éruptions oc

cupoient quelquefois l'efpace des deux paumes de la main dans le voifinage des plaques : elles avoient lieu auffi plus particulièrement au
bras, où les boutons étoient fur-tout vifs & nombreux ; cependant on
en remarquoit également à la cuiffe, à l'épaule, au cou. M. A. en
eut même dans une occafion fur tout le cuir chevelu, avec de la ver-
mine. Les plaques ont quelquefois entamé la peau. En ce cas on trouvoit dans le lieu du contact de petites plaies quelquefois profondes,
& de l'étendue d'une lentille, qui donnoient de la fuppuration ; elles
fembloient le plus fouvent formées par des boutons ulcérés à leur fommet & applatis par la preffion. Les linges qui entouroient le bras étoient
beaucoup tachés de fuppuration, & quelquefois comme ils le feroient
par plufieurs clous ou petits furoncles ulcérés.

Au renouvellement des garnitures, M. A. affure qu'il a toujours
éprouvé plus de vigueur, plus de liberté dans la tête & de gaîté, plus
de légéreté de corps & d'efprit. Quelques jours avant le changement,
il reffent de la pefanteur & de l'embarras. Ces impreffions lui paroiffent
occafionnées par l'affoibliffement des pièces. Quand on renouvelle les
aimans, elles fe diffipent. Il fent alors les plaques travailler plus fortement ; il entend par ce mot qu'elles excitent pendant quelques jours
plus de démangeaifons, des tiraillemens plus fenfibles, des pointillemens plus vifs. Il croit également avoir éprouvé depuis l'ufage des aimans, plus de liberté du ventre, fur-tout à l'époque du changement
des armures. Dans une de ces circonftances, il eut une fonte d'humeurs bilieufes.

Avant l'ufage des aimans, M. A. étoit affecté à la partie fupérieure
du bras & dans toute la région voifine de l'épaule, d'un fentiment de
froid habituel. Au bout de quelques mois, ces parties avoient acquis
un degré de chaleur tempérée & naturelle. Vers la fin de février dernier, ayant reffenti au bras gauche une douleur fixe & profonde, qui
s'étendoit jufqu'à l'articulation du coude, accompagnée d'engourdiffement & de frémiffemens qui fe portoient jufqu'au bout des doigts,
il appliqua fur ce bras une des plaques qu'il portoit à la cuiffe. Bientôt
il fentit, par des tiraillemens conftans, qu'elle agiffoit avec force. Il
s'éleva une grande quantité de boutons au pourtour à une certaine diftance. La douleur ceffa peu de temps après cette application. Depuis
deux mois elle ne s'eft pas renouvelée. M. A. conferve la plaque en
cette fituation, étant déterminé à la laiffer tant qu'elle lui paroîtra
continuer fon action.

Quel caractère doit-on donner à cette nouvelle douleur ? & ne
peut-on pas la regarder comme dépendante du même principe que
celle qui exiftoit précédemment au bras droit, & qui a ceffé de fe
faire fentir vers la même époque ? En ce cas, quel feroit donc le

principe & le caractère de cette épilepfie, & feroit-on même fondé
à nommer ainfi cette maladie? Seroit-ce aufli par une métaftafe que
l'humeur, ou la matière, ou la caufe morbifique, en quittant le bras
du côté droit, fe feroit jetée fur le bras gauche; & ce déplacement devroit-il être attribué à l'application des aimans? L'effet vraiment véficatoire que les plaques ont produit, ne devroit-il pas éloigner tout foupçon à cet égard? Seroit-ce aufli une métaftafe qui
auroit occafionné ou déterminé la paralyfie? Ces différens points
méritent une grande attention. Il femble au moins que les aimans n'ont
pas été fans vertu dans cette obfervation, quoiqu'ils n'aient agi qu'en
palliant le mal, en réprimant feulement les ébranlemens nerveux dont
ils n'ont pu diffiper la caufe complétement.

Obs. XLVI. M. ***, âgé de 76 ans, fut, fans aucune caufe apparente, attaqué d'épilepfie au mois de mars 1776. Il perdit tout-à-
coup connoiffance, jeta des cris violens, fe mordit la langue, & rendit
beaucoup de falive écumeufe : cet état dura une demi-heure. On appela plufieurs perfonnes de l'art qui le firent faigner abondamment,
& ordonnèrent enfuite plufieurs purgations. Les attaques reparurent
malgré ces fecours. On opina pour de nouvelles faignées & les bains
froids. Ce traitement ne fut pas adopté. La valériane, les bains de
pied, le camphre furent employés, & parurent modérer la fréquence
& la longueur des accès. Cependant de temps en temps le malade
avoit encore des rechutes qui duroient trois quarts d'heure, & fe répétoient pendant vingt-quatre heures de fuite, de deux ou de trois en
trois heures. Dans les intervalles, le malade, quoique tranquille, ne
favoit où il étoit, & ne faifoit que balbutier. Ce fut alors qu'au
mois de feptembre 1780, on lui appliqua les aimans de M. Filliet,
neveu de M. de Harfu. On en mit deux au deffus des gras des
jambes, & tous les jours le malade faifoit tremper un barreau de
fer aimanté dans parties égales d'eau & de vin. Il parut que les
accès furent modérés depuis l'ufage des aimans. On obferva que la
boiffon aimantée lâchoit le ventre. Il s'éleva de petits boutons qui
fuppurèrent dans les endroits où les aimans étoient appliqués. Mais
trois mois après, il furvint un accès qui dura trente heures; & pendant tout ce temps, il n'y eut que de légers intervalles fans convulfions & fans cris. Au mois de mars 1781, il furvint une nouvelle
attaque aufli forte que la première. Le traitement fut changé de nouveau. On appliqua un véficatoire, & le malade fut mis à l'ufage d'une
diffolution de vitriol de zinc, dont il prenoit tous les matins quatre cuil-
lerées. Depuis cette époque, le malade a eu peu d'attaques violentes.
De temps en temps il a des bâillemens qui durent deux ou trois

minutes, & qui fe répètent plufieurs jours de fuite. Alors on lui fait prendre, matin & foir, des lavemens dans lefquels on fait fondre dèux gros de criftal minéral, parce qu'on a obfervé que dans ces circonftances, le ventre étoit pareffeux. Il faut avouer cependant que depuis un an il y a eu deux attaques affez fortes, qui ont duré chacune pendant douze heures. Le malade a aujourd'hui 80 ans : il jouit de toutes fes fonctions; mais fa mémoire s'affoiblit de jour en jour.

Affections foporeufes, vertige ténébreux (21).

OBS. XLVII. Une dame âgée de 66 ans, d'une conftitution pléthorique, ayant conftamment les jambes enflées depuis vingt-cinq ans, à la fuite d'un lait répandu, habituée à une vie fédentaire, & logée depuis dix-fept ans au rez-de-chauffée d'une maifon expofée au nord, fe trouva prife pour la première fois il y a plus de trois ans, au fortir de dîner, d'un violent étourdiffement qui dura quatre à cinq minutes. Outre l'étonnement de la tête, elle fentit dans les jambes une foibleffe qui l'auroit fait tomber par terre, fi elle n'eût eu à fa portée les marches d'un efcalier pour s'y affeoir. Pendant deux mois, ce même accident fe renouvela tous les trois ou quatre jours. Enfuite il devint plus fréquent; il fe répétoit jufqu'à trois fois dans les vingt-quatre heures, & de nouvelles circonftances s'y joignirent. La malade commençoit par fentir dans la tête & au creux de l'eftomac, un embarras qui lui donnoit la crainte de faire une chute lors même qu'elle étoit affife. Elle avoit devant les yeux la vue d'un précipice qui augmentoit fon effroi; & quand on ne prenoit pas la précaution de la retenir fur fon fiège ou fur fon lit, qu'elle gardoit le plus ordinairement, elle fe jetoit fur le carreau & tomboit tout de fuite dans l'évanouiffement. Cette maladie avoit augmenté la fenfibilité au moral comme au phyfique. Les contrariétés les plus légères, les moindres peines d'efprit fembloient fuffire pour rappeler les accès, & tous les membres reftoient fouvent douloureux. La malade ne pouvoit s'appliquer à rien. Les lumières du foir & tous les corps blancs lui incommodoient la vue. Différens remèdes furent tentés. L'infufion de fleurs de tilleul, avec l'eau de fleurs d'orange & les potions anti-fpafmodiques, n'opérèrent aucun foula-

---

(21) Sur les affections foporeufes, voyez *Heinfius*, 7ᵉ. obf. (vertige avec violent battement du cœur). — M. *de Harfu*, obf. 22, pag. 113, affection hyftérique avec accidens comateux. — *Ibid.* pag. 150, 2ᵉ. obf. de M. *Filliet*, tremblement avec affoibliffement général du fyftême nerveux, & affoupiffement prefque continuel. — Obf. de M. *Fourot*, affection convulfive avec une forte de coma hyftérique.

gement. Une faignée du pied calma le mal pour quelqué temps. Le
fuc de cerfeuil parut, auffi faire du bien. Les eaux de Vichy furent
confeillées fans fuccès. Il y avoit vingt-un mois que la malade fe prê-
toit à toute efpèce d'effais plus ou moins infruftueux, lorfqu'au commencement de juillet de l'année 1780, on lui propofa de porter au
creux de l'eftomac une plaque aimantée de M. l'abbé Le Noble.
Pendant les quinze premiers jours de fon ufage, elle crut appercevoir une légère diminution dans fon mal. Au 17 octobre fuivant, elle
n'étoit point encore retombée dans fes accès. Sa fanté s'étoit fortifiée;
l'embonpoint étoit revenu à fon degré ordinaire. Elle continuoit de
porter fon aimant jufqu'à ce qu'elle fe fentît délivrée de quelques
étourdiffemens très-légers, qui lui revenoient encore de temps en
temps. Depuis cette époque elle n'a éprouvé aucun accident, ainfi
qu'elle nous l'a certifié en différentes occafions, & que nous l'a affuré
M. de Chamferu, notre confrère, membre de la Société royale de
Médecine, à qui nous devons l'expofé de cette obfervation.

OBS. XLVIII. *Supplément à l'article des affeftions fpafmodiques de
l'eftomac, pag. 608, 609.* Une demoifelle agée de 50 ans, étoit
fujette, depuis plufieurs années, à des hoquets très-violens & très-
fatiguans. Cette incommodité lui avoit été occafionnée par des chagrins; & toutes les fois qu'elle en éprouvoit de nouveaux, le hoquet
fe renouveloit, & duroit pendant des heures entières. Les digeftions
laborieufes y donnoient auffi lieu; & fi elle montoit en voiture, il
reparoiffoit conftamment. Après avoir tenté inutilement l'ufage des
anti-fpafmodiques & des purgations, elle fe détermina à porter fur
l'eftomac une plaque aimantée de M. l'abbé Le Noble, qui l'en a délivrée. M. Jeanroy, de la Société royale de Médecine, qui nous a
donné le précis de cette obfervation, a vu que lorfqu'elle quittoit fa
plaque & qu'elle montoit en voiture, elle éprouvoit fon hoquet, qui
ceffoit auffitôt qu'elle faifoit ufage de fon aimant.

TROISIÈME PARTIE.

*Confidérations fur les effets généraux, la nature & l'ufage du
fluide magnétique, confidéré comme médicament.*

Les obfervations que nous venons de rapporter préfentent un grand
nombre d'effets qui, s'étant renouvelés d'une manière affez conftante
dans les différentes circonftances où nous avons fait ufage de l'aimant, ne permettent pas de douter que fon application n'en ait été
la caufe déterminante. C'eft à raffembler ces effets, à les comparer

entre eux, que nous devons maintenant nous occuper. Nous examinerons s'ils annoncent que l'aimant ait fur les nerfs, en général fur l'économie animale, une action véritablement magnétique & particulière.

En fe livrant à cet examen, il faut ufer de la plus grande circonfpection. En effet, l'aimant, tel qu'on l'emploie dans l'application des pièces aimantées, ayant plufieurs principes d'action indépendans de celui qui le conftitue fubftance magnétique, par lefquels il peut agir fur le corps humain, on pourroit attribuer à l'action du fluide, dont les pièces aimantées font impregnées, des effets qui ne dépendroient que des autres manières d'agir reconnues dans l'aimant, & qui lui font communes avec un grand nombre d'autres corps : on en diftingue de plufieurs efpèces.

La première caufe d'action ordinaire ou commune que l'on doive reconnoître dans l'aimant, confifte dans la preffion ou le contact des pièces aimantées ferrées ou fixées fur la peau, & des barreaux fortement appuyés fur les parties affectées & fouffrantes. Une autre caufe d'action dans le même genre, non moins fenfible & réelle, eft l'impreffion que le contact de ces mêmes pièces appliquées à froid, & leur frottement continu, pourroient produire. On en découvre une troifième dans l'action diffolvante de l'humeur de la tranfpiration fur l'acier, qui produit à la furface des plaques un léger enduit de rouille ferrugineufe dont la peau s'imbibe & fe pénètre dans le lieu du contact. Enfin l'action fi bien connue de l'aimant fur le fer donne lieu de foupçonner une quatrième manière dont l'application des aimans pourroit produire fur l'économie animale des effets diftincts des précédens, mais également différens de ceux que nous recherchons. Nos humeurs, & le fang principalement, contenant une certaine quantité de principe ferrugineux, eft-ce par une action réelle fur les molécules de ce métal, difféminées dans nos fluides, que l'aimant opère au moins une partie des effets dont fon application paroît fuivie ?

Quoique ces différentes manières dont l'aimant peut agir fur le corps humain, non-feulement comme tout corps ou principe matériel, & par les qualités de la matière les plus générales & les plus communes, mais encore comme fubftance ferrugineufe, & même comme principe magnétique doué d'une action attractive fur le fer, ne doivent pas être également examinées ici ; quoique, de ces différentes manières d'agir, plufieurs même puffent être négligées dans l'examen où nous allons entrer, fpécialement les deux dernières, parce que la quantité de rouille produite par le féjour des aimans fur la peau, eft trop petite pour mériter quelque attention, ainfi que la foible portion du principe ferrugineux du fang, lequel d'ailleurs ne paroît pas exifter dans nos humeurs, au moins fenfiblement, dans l'état qui le rend fufceptible de l'action de l'aimant; cependant, pour apporter plus d'exactitude dans nos recherches, nous ferons à ces différens points une attention particulière.

Parmi les effets plus conftamment obfervés pendant l'ufage de l'aimant, un grand nombre fe font manifeftés peu de temps après, & dans l'inftant même de leur application. Tels font fur-tout les divers exemples que nous avons rapportés de la ceffation prompte & fubite de différens accidens ou fymptômes nerveux (1). Dans les obfervations 1, 3, 7, les vives douleurs de la face fe calmoient conftamment à l'inftant même de l'application de l'aimant fur la partie fouffrante. Les douleurs de rhumatifme dont les malades, obf. 8, 10, éprouvoient le retour par le déplacement de l'aimant, difparoiffoient également auffitôt que les armures ou pièces aimantées étoient convenablement replacées. Celles que reffentoient les malades, obf. 10, 35, fe renouveloient fouvent en différentes parties du corps; mais il fuffifoit d'y appliquer quelques pièces d'aimant pour les calmer. Enfin dans les douleurs de dents, obf. 5, 6, l'application de l'aimant étoit fuivie de même d'un foulagement prompt & marqué.

Nous avons vu également des fymptômes fpafmodiques & convulfifs difparoître fubitement après l'application des aimans. Les obfervations 3, 38, en offrent fur-tout la preuve. Les convulfions ceffoient toutes les fois, pour l'ordinaire, que l'on répétoit l'application de l'aimant. Dans l'obfervation 36, la toux nervale fut calmée à l'inftant, & ne reparut plus; les mouvemens convulfifs du bras, & l'efpèce de contraction ou de paralyfie fpafmodique qui empêchoit tout ufage de la main, furent fufpendus ou notablement diminués dans le cours de la journée. Dans les obfervations 17, 20, des impreffions

---

(1) Les auteurs nous offrent de pareils exemples d'accidens nerveux diffipés dans le moment même de l'application de l'aimant. Conférez les *obf.* 5, 6, 15, 25, &c. *de M. de Harfu*, où des douleurs de différente nature, aux dents, à la tête & autres parties du corps, la plupart rhumatifmales, furent promptement calmées. Conférez fur-tout les *obf. fur les maux de dents*, où, fuivant le témoignage unanime des auteurs, l'application de l'aimant pendant quelques minutes fuffit pour diffiper le mal.

Quant aux accidens convulfifs, on peut citer les obfervations fuivantes.

Obferv. du Mercure de France. L'effet de l'aimant fut fi prompt, que le malade, quoiqu'il fût fort tourmenté de fes convulfions, fe fentit tranquille & même hors d'état d'être agité, dès qu'il tint cette pierre dans fa main.

Obf. de Venife. En appliquant au malade l'aimant à nu fur le bras, les convulfions ceffèrent à l'inftant.

Obf. de M. Achille Mieg. Quand la malade tint l'aimant à la main, les convulfions furent moins fréquentes.... L'enfant fe trouvoit étonnée de fe fentir réveillée toutes les fois qu'on lui faifoit tenir l'aimant. Voyez encore les *obferv. de M. Miffa, de M. Unzer, &c.*

de

de crampes à la poitrine & dans les jambes furent dissipées en peu de momens. Enfin les observations suivantes nous offrent, obs. 22, 23, 26, des palpitations; obs. 30, 43, un tremblement & des tressaille-mens involontaires; obs. 36, 38, le froid habituel des pieds & des frissons irréguliers dissipés subitement après l'application des aimans.

Quelquefois on n'a vu succéder à leur application qu'un simple dé-placement des accidens nerveux (2). Dans l'observation 1, les douleurs de la face venoient se concentrer sous l'aimant, & s'y éteindre dans une sorte d'engourdissement ou de stupeur. Dans l'observation 8, l'ap-plication du second bracelet sur l'avant-bras fixa la douleur au coude. Dans les observations 35, 38, l'aimant ne faisoit pour l'ordinaire que déplacer les douleurs & les convulsions, & les porter sur des parties plus éloignées, de manière que, sur-tout dans la dernière observation, la somme de la convulsion paroissoit être toujours sensiblement la même.

Les symptômes nerveux n'ont pas toujours cédé aussi prompte-ment à l'action de l'aimant; on a vu même dans plusieurs observations, des accidens que l'aimant calmoit pour l'ordinaire, persister quelque-fois après son application. Mais on peut remarquer que les douleurs étoient alors portées au plus haut degré de violence, obs. 1, 3, 7 : quel-quefois aussi ce défaut d'action a paru dépendre de ce que l'aimant que l'on employoit étoit trop foible, obs. 7, ou de ce que son appli-cation n'avoit pas été suffisamment répétée ou prolongée, obs. 5 ; alors une nouvelle application de l'aimant dans le dernier cas, & dans le premier des aimans plus forts, procurèrent le soulagement qu'on devoit attendre.

On a pu remarquer aussi que l'application des aimans a paru quel-quefois augmenter les accidens, ou faire éprouver au moins aux ma-lades des impressions qu'ils n'avoient pas ressenties auparavant. Peu de temps après l'application des aimans, M^e. de C., obs. 34, éprouva de la fièvre & des maux de tête qu'elle fit cesser en ôtant le bandeau

---

(2) *Effets d'une humeur âcre sur les nerfs*, obs. 24, pag. 120, de M. *De Harsu*. Par l'application des plaques ai-mantées, je parvins, dit M. Jurine, au-teur de cette observation, à détourner l'humeur âcre qui, lorsqu'elle étoit sur les dents, causoit des douleurs intolé-rables ; sur la poitrine, des crachemens de sang ; dans l'estomac, des vomisse-mens pénibles & de fortes coliques ; enfin sur la vessie, des rétentions d'u-rine. Par le secours de ces plaques, je rendois mobile cette âcreté.

Dans les maux de dents, on a quel-quefois observé qu'à l'application de l'aimant, la douleur sembloit fuir d'une dent à l'autre. Souvent le spasme dou-loureux se fixoit dans l'os de la pomette, dans la tête, dans l'oreille. *Obs. de M. de la Condamine.* — *Gazet. salut.* 1766, n°. 2. — *Glaubrecht*, §. 13, 14, 15.

magnétique. Dans l'obſervation 40, les aimans donnèrent à la maláde de légères défaillances qui étoient continuelles, ſans qu'elle perdît connoiſſance, & qui ceſſèrent auſſitôt qu'elle eut quitté les aimans. Les accès épileptiques parurent être augmentés, ainſi que dans l'obſervation 43, 47. Un malade à qui nous avons fait, depuis peu de temps, appliquer les aimans pour une paralyſie nerveuſe, a éprouvé les mêmes défaillances. M. A., obſ. 45, éprouva différentes impreſſions qui ſuccédèrent à l'application des aimans, & qui, pour la plupart, devenoient plus ſenſibles au renouvellement des garnitures. Pluſieurs autres obſervations, 10, 33, 39, nous offrent les mêmes réſultats. Ces impreſſions étoient tantôt de la chaleur dans les parties affeɕées, des vertiges, des maux de cœur, des douleurs de tête, tantôt des démangeaiſons, des tiraillemens, des pointillemens, des mouvemens dans les entrailles, obſ. 10, de la ſueur, obſ. 9.

Ces impreſſions n'ont pas toujours été ſimplement locales, ſi l'on doit rapporter au même genre les effets que l'on a vu ſuccéder à l'application de l'aimant dans les obſervations 24, 31. Ce n'eſt pas toujours auſſi par des ſenſations incommodes ou déſagréables que ces effets de l'aimant ſe ſont manifeſtés. La malade obſ. 11, éprouva auſſitôt après ſon application un ſentiment agréable de relâchement & d'expanſion vers le diaphragme. La malade obſ. 10, crut éprouver auſſi un bien-être ſubit. La même impreſſion, obſ. 33, 39, 45, ſe renouveloit à chaque changement des aimans. On doit rapporter ici ce que nous avons dit de la chaleur rétablie dans quelques parties qui en étoient privées, & de la ceſſation des douleurs dans les malades qui en étoient attaqués, ceſſation qui s'opéroit, ſoit tout-à-coup & complétement, ſoit d'une manière graduée, obſ. 5, ſoit enfin en ſe changeant en une ſorte de ſtupeur & d'engourdiſſement obſcur, obſ. 1.

On a vu encore ſuccéder à l'application des aimans, des effets qui ſembleroient annoncer une aɕion direɕe & réelle du fluide magnétique ſur les nerfs ou ſur les fibres. Tels ſont (3) les divers exemples de l'adhéſion des plaques aimantées à la peau, obſ. 9, 20; de l'élancement ou ſorte d'éreɕion des fibres nerveuſes & de la peau elle-même vers l'aimant, obſ. 1; enfin du courant magnétique ſenti obſ. 17, 19.

---

(3) *Obſ. 7 de M. De Harſu*, pag. 96. Le malade qui, pour cauſe de ſurdité, faiſoit uſage d'un aimant qu'il introduiſoit dans ſon oreille, éprouvoit que la chaleur que cet aimant lui occaſionnoit, étoit toujours précédée d'un mouvement de ſuɕion, c'eſt-à-dire que les parties intérieures de l'organe ſe rapprochoient de l'aimant, ſe preſſoient & y adhéroient au point de lui cauſer quelquefois de la douleur en le retirant.

Obſ. 24, du même auteur, *pag. 120.* La nature de la maladie ayant déterminé à employer les plaques aimantées, l'attraɕion de la peau contre ce nouveau topique en fit bien augurer.

Maintenant à quelle caufe doit-on rapporter ces différens effets qui fe font préfentés d'une manière affez conftante dans l'inftant même de l'application des aimans, ou peu de momens après ? Les effets de ce genre, les plus conftamment obfervés & les plus frappans, ont été la ceffation, la diminution, le déplacement des douleurs & des convulfions. Les attribuera-t-on à l'impreffion de froid (4) que peut occafionner l'aimant par fon contact fur la peau ? Ce que nous connoiffons des effets du froid dans les affections nervçufes, fembleroit donner quelque poids à cette conjecture. Mais ne doit-on pas obferver que cette impreffion, capable fans doute d'opérer en pareils cas un foulagement marqué, lorfqu'elle a lieu avec une certaine énergie, n'exifte que foiblement dans l'application d'une ou de quelques plaques aimantées ? Les obfervations 8, 10, ne permettroient pas d'ailleurs de s'arrêter à cette caufe. Dans la première, la garniture inférieure s'étant relâchée pendant la nuit, & ayant tombé fur l'avant-bras, on vit renaître les douleurs de l'articulation du coude, que le fimple replacement de la garniture diffipa en peu d'inftans. Dans la feconde obfervation, lorfque la plaque de la poitrine fe dérangeoit pendant le fommeil, les douleurs de rhumatifme fe renouveloient; & pour les faire

---

(4) Plufieurs auteurs fe font affurés que l'application d'autres corps froids ne produifoit pas les mêmes effets, & que l'aimant les faifoit naître également, quoiqu'on l'eût échauffé dans la main avant l'application, qu'on l'enveloppât de papier, &c. &c. Confultez MM. *Weber*, *Glaubrecht*, *Reichel*, §. 15 ; *M. Achille Mieg*. De forte qu'il n'y avoit pas de doute, ajoute ce dernier, que le fer n'agît comme aimant, & non comme corps folide, dur & métallique, les autres métaux ne produifant pas les mêmes effets.

Dans l'*obf. du Miffionnaire*, le malade faifoit ufage de la pierre d'aimant ; & quoiqu'il la portât fur fa chemife, il en fut réellement foulagé.

Les auteurs ont auffi rapporté d'après plufieurs exemples, que l'action de l'aimant s'exerce fans aucun contact, au moins immédiat. *Obferv. de M. Defcemet.* Une perfonne fujette à des palpitations, éprouvoit un gonflement dans le cou, accompagné d'embarras à la tête, avec rougeur au vifage, &c. & fentoit fes palpitations augmenter, lorfque, fe trouvant à une certaine diftance devant des barreaux aimantés, elle fe préfentoit à l'un ou à l'autre des deux pôles. — On raconte la même circonftance de quelques autres perfonnes.

M. De Harfu Difc. prélim. pag. 51, rapporte qu'il eft parvenu à opérer par des aimans artificiels, quelquefois fans attouchement, des effets fenfibles fur les malades.

Dans un grand nombre d'obfervations, M. De Harfu a employé avec fuccès de forts aimans, dont toute l'application confiftoit à les préfenter aux parties affectées, à les placer fous les matelas pendant la nuit, à les diriger ou appuyer contre les malades extérieurement & à travers leurs vêtemens. Suivant M. De Harfu, l'application de ces aimans opère des effets très-fenfibles. L'obferv. 1 de M. *Filliet* en offre l'exemple.

ceſſer, il ſuffiſoit de remettre l'aimant en ſituation. Il ſemble qu'on pourroit déduire une preuve encore plus forte de l'obſerv. 1, puiſque ſans aucun contact, mais en préſentant ſeulement l'aimant à quelque diſtance de la peau, le malade aſſure qu'il a ſouvent éprouvé que la douleur venoit ſe concentrer & s'amortir ſous l'aimant. Mais au moins on peut ajouter que pluſieurs pièces aimantées, que nous avons vu appliquer, ſe trouvoient échauffées à la température du corps humain; que d'autres, telles que les couronnes, les bracelets, les jarretières, ont été employées ſouvent enveloppées, & nous n'avons pas remarqué qu'elles aient agi d'une manière moins réelle. On peut ajouter encore une réflexion. Si le ſoulagement procuré par l'application de l'aimant n'étoit dû qu'à l'impreſſion de froid qu'il occaſionne par le ſeul effet du contact, ce ſeroit ſans doute auſſi dans les maux de dents que cette cauſe auroit lieu. Mais ſi, dans les obſervations 5, 6, on peut attribuer la ceſſation des douleurs au contact du barreau aimanté ſur la dent douloureuſe, ne voit-on pas, obſ. 4, que de pareilles douleurs ont été calmées également par l'aimant employé autrement qu'en contact avec les parties ſouffrantes, & appliqué ſeulement en forme de couronne ſur la tête?

Sera-ce donc à la preſſion des garnitures fortement ſerrées ſur la peau, au frottement excité par cette cauſe que l'on aura recours? On a long-temps attribué des effets, ſoit réels, ſoit imaginaires, aux ligatures dans les affections nerveuſes. Mais dans pluſieurs de nos obſervations, obſ. 1, 3, 5, 6, 7, 17, les douleurs ont été appaiſées, déplacées ou calmées ſans l'uſage des garnitures, & par la ſeule application de l'aimant préſenté aux parties douloureuſes; & quoique la preſſion des barreaux ait paru propre, dans l'obſervation 1, à amortir la douleur en l'appuyant avec force, cependant, dans cette obſervation, l'aimant avoit le même effet ſans aucun contact, au moins ſans aucune preſſion. On a pu obſerver le même réſultat dans les obſervations 3, 7, 5, notamment dans cette dernière, le malade s'étant aſſuré qu'il ſuffiſoit, pour obtenir du ſoulagement, de faire de la dent le ſimple appui du barreau aimanté.

Ces mêmes obſervations, dans leſquelles l'aimant n'a été employé que pour le préſenter aux parties affectées, ne permettent pas d'attribuer le ſoulagement qui en a réſulté, à l'action qu'il peut avoir comme ſubſtance ferrugineuſe, action qui ne peut être au plus ſoupçonnée que relativement à l'uſage des plaques aimantées portées long-temps en armure, & devenues par cette circonſtance chargées d'un enduit de rouille. On ne l'attribuera pas davantage à l'action que l'aimant auroit ſur les parcelles de fer difféminées dans nos humeurs, puiſqu'on ne peut raiſonnablement ſuppoſer que ce ſoit ce principe qui produiſe le mal

dans ces circonſtances. Ces effets enfin ſe ſont manifeſtés d'une manière trop conſtante & trop évidemment liée à la préſence ou à l'uſage
de l'aimant, pour qu'on impute au hazard la circonſtance de leur production. Les cas dans leſquels nous avons fait remarquer que l'aimant
avoit été inſuffiſant, viennent d'ailleurs à l'appui de cette vérité, puiſqu'on voit que dans les circonſtances de ce genre, le défaut d'action
devoit être attribué à celui d'une juſte proportion établie entre la violence des douleurs & la force des aimans, ou la durée de leur application.

Quant aux exemples qui ſemblent annoncer que l'aimant a excité
de nouveaux ſymptômes nerveux, ou qu'il a aggravé les anciens accidens, on doit remarquer d'abord que ces effets ſe ſont manifeſtés d'une
manière moins marquée & moins conſtante. Cependant il faut conſidé-
rer qu'étant ſurvenus, au moins pour la plupart, obſerv. 31, 34, 40,
&c. auſſitôt après l'application de l'aimant, ayant perſiſté tant qu'a duré
ſon uſage, & n'ayant ceſſé qu'en même temps que lui, on ne peut
s'empêcher de les attribuer à ſon action. Mais ſi, comme nous venons
de l'indiquer, on doit attribuer à l'action du principe magnétique, les
effets favorables que l'on a vu ſurvenir immédiatement après l'application de l'aimant, pourquoi n'admettroit-on pas que des effets du même
genre, mais marqués par des réſultats contraires, pourroient dépendre
également de cette même action ? Il ne paroît pas d'ailleurs qu'on puiſſe
plus raiſonnablement les rapporter à nulle autre des différentes manières
d'agir que nous avons indiquées dans l'aimant. Quant à l'impreſſion de
froid qu'il peut occaſionner par ſon contact, on doit remarquer que
ces accidens ne ſe font pas ſeulement manifeſtés dans l'inſtant de l'application ; ils ont encore perſiſté long-temps après, & quelquefois même
pendant tout l'eſpace de temps que les pièces qui les avoient excités
ſont reſtées en ſituation, comme on le voit dans les malades, obſerv. 31,
34, 40, qui n'en furent délivrés qu'en quittant les aimans. Si ces
accidens avoient dépendu de l'impreſſion de froid excitée par le contact des plaques, ne ſe ſeroient-ils pas diſſipés auſſi promptement que
la cauſe qui les auroit produits ? Ajoutons que dans l'obſervation 34,
la malade n'éprouva de fâcheux effets de l'aimant qu'à la tête, où le
bandeau magnétique d'ailleurs enveloppé, ne pouvoit toucher la peau,
étant appliqué ſur les cheveux.

La preſſion & le frottement des garnitures ne paroiſſent pas avoir
contribué davantage à les occaſionner, puiſque, outre le peu de liaiſon
qu'on découvre entre ces effets & de pareilles cauſes, celles-ci n'ont
aucunement eu lieu de manière à pouvoir contribuer à leur production, les garnitures n'ayant jamais été ſerrées que de la manière qui
convenoit pour maintenir les pièces en ſituation ; le frottement & la

preffion qui pouvoient en réfulter étant par cette raifon peu confidérables ; la gêne enfin occafionnée par l'application des aimans n'ayant été nullement fupérieure à celle qu'occafionnent aux femmes les bracelets qu'elles portent, aux hommes leurs propres vêtemens. A la vérité, ces effets du frottement & de la preffion ont été tels quelquefois, qu'il en eft réfulté des impreffions marquées fur la peau, comme nous aurons bientôt occafion de le dire ; mais ces impreffions n'ayant eu lieu qu'après un certain efpace de temps, on ne peut les reconnoître pour caufe des effets que nous examinons ici, lefquels fe font manifeftés dans l'inftant même de l'application, ou peu de momens après. Ajoutons que, dans quelques exemples, ces effets ont paru devenir plus fenfibles à chaque renouvellement des aimans, circonftance où la furface des plaques étant plus douce, plus unie, elles devoient avoir moins de frottement. Nous aurions fur ce point une preuve plus forte que les précédentes & vraiment convaincante, fi dans l'obfervation de Château L**, obf. 24, on pouvoit attribuer à l'aimant les effets qui s'y font manifeftés, l'aimant n'ayant été employé que fous la forme d'une plaque fufpendue au cou & tombant fur la région de la poitrine, circonftance dans laquelle ni le frottement ni la preffion ne peuvent être affignés comme la caufe de ces effets. Mais au moins, dans les obfervations 10, 11, 17, 33, les impreffions furvenues, foit à la première application, foit au renouvellement des garnitures, ne pourroient, pour la même raifon, être attribuées à aucune de ces deux caufes.

Indépendamment des effets qui fe font annoncés dans l'inftant même de l'ufage de l'aimant, un plus grand nombre d'autres fe font manifeftés après un efpace de temps plus ou moins long à la fuite de leur application. Ceux-ci femblent fe partager plus naturellement que les premiers en deux ordres ou efpèces fecondaires, en impreffions locales ou particulières, & générales ou univerfelles.

L'ufage des aimans portés long-temps en armure (5), a produit

---

(5) On trouve dans les auteurs quelques exemples en petit nombre, de ces effets de l'aimant. *Obf. 6, 7 de M. De Harfu, pag. 90, 92 ; & pag. 127, obf. 29.* Les aimans excitèrent les mêmes impreffions fur la peau que le faint-bois ou de légers véficatoires, telles qu'une légère excoriation de l'épiderme, avec fuintement de férofité, de gros boutons qui venoient enfuite à fuppuration, des éruptions rouges dans les environs des plaques.— *Obf. 2ᵉ. de M. Filliet*, pag. 151 *de M. De Harfu.* La peau parut fous les pièces rouge, & marquée par places comme de piquures de puces. — *Obf. de Mantoue.* Les aimans appliqués aux coudes y laiffèrent quelques traces d'une excoriation fuperficielle. — *Gazett. falut.* 1778, nᵒ. 38. On rapporte l'exemple d'une perfonne à laquelle l'aimant appliqué au bras pour un rhumatifme, avoit caufé une excoriation & cavé la peau.

plus ordinairement des effets ou changemens fenfibles dans l'état de la peau, non-feulement dans le point de contact, mais encore dans tout le voifinage des pièces aimantées jufqu'à une certaine diftance. Ces pièces ont excité fouvent de vives démangeaifons, accompagnées de tiraillemens & de pointillemens plus ou moins vifs. Le malade obf. 45, en éprouvoit fous les différentes pièces, fur-tout au bras, d'affez vives pour le forcer à fe gratter jufqu'au fang. Ces démangeaifons ont été quelquefois accompagnées de rougeur à la peau; l'obfervation précédente en offre la preuve. Dans les obferv. 20, 26, il furvint à la poitrine une ébullition avec une démangeaifon infupportable. On a vu très-fouvent de petits-boutons s'élever dans le point de contact & dans le voifinage des plaques. Ces éruptions fournif-foient quelquefois un peu de férofité. On a vu cet effet d'une manière plus marquée dans l'obf. 8. La férofité, teinte par la rouille des aimans, étoit de couleur roufsâtre.

Les boutons qu'on a vus s'élever dans le voifinage des plaques, ont varié dans leur forme. Quelquefois ils ont été très-petits, à peine fenfibles; d'autres fois on les a vus prendre plus de volume, s'ouvrir & verfer de la férofité qui donnoit lieu enfuite à des croûtes de fe former. Dans l'obf. 34, ils étoient fingulièrement reffemblans à ceux de la gale. Cet effet s'eft encore rendu plus fenfible dans quelques obfervations que les circonftances ne nous ont pas permis de rapporter. Les boutons y avoient acquis le volume des grains de petite-vérole, & des parties de la largeur de la main en étoient couvertes dans le voifinage des aimans.

Les pièces aimantées ont quelquefois auffi produit tous les effets du faint-bois : on peut citer en preuve l'obf. 46. Dans l'obf. 34, les aimans avoient laiffé aux bras & aux jarretières des empreintes fenfibles, avec excoriation à la peau. Dans l'obferv. 20, la peau fut de même excoriée, & couverte, dans les parties où l'on avoit appliqué les aimans, de quantité de boutons qui s'ulcérèrent. Dans l'obf. 40, il furvint auffi des boutons rouges, avec excoriation aux poignets.

Ces ulcérations fuperficielles, qui portoient l'empreinte des pièces qui les avoient occafionnées, étoient quelquefois couvertes de croûtes légères; quelquefois la plaie étoit vive & fuppurante, & l'on y remarquoit des points plus profonds d'ulcération, qui fembloient formés par des boutons élevés fous les plaques, ouverts à leur fommet & applatis par la preffion. Ces boutons ou ulcérations donnoient quelquefois beaucoup de fuppuration. L'obferv. 45 en offre fur-tout un exemple.

Eft-ce à l'action magnétique de l'aimant qu'on doit attribuer ces effets, & ne font-ils pas évidemment produits par le feul frottement?

On ne peut guère embraſſer d'autre opinion à ce ſujet, en remarquant que c'eſt après une application plus ou moins longue des aimans qu'ils ſe ſont manifeſtés; que pendant la durée de cette application, les plaques ſe couvrent d'un enduit de rouille qui forme des écailles plus ou moins ſenſibles, dont leur ſurface ſe trouve hériſſée du côté de la peau; que c'eſt principalement aux parties les plus exercées, ou qui, éprouvant plus de mouvement, donnent auſſi lieu à des frottemens plus fréquens & plus conſidérables, que ces impreſſions ſe ſont plus ſenſiblement manifeſtées, comme aux genoux, aux jambes, aux poignets; qu'enfin elles ne paroiſſent point avoir été excitées par les pièces aimantées que l'on avoit enveloppées avant de les appliquer, & qui ne touchoient pas la peau à nu dans leur application.

Cependant doit-on rapporter uniquement ces effets à l'action mécanique de l'aimant, & le fluide magnétique n'entre-t-il pour rien dans leur production? Quelques-unes des éruptions dont nous avons parlé, ayant eu lieu ſur la poitrine, où le frottement de la ſeule plaque que les malades y portoient ne pouvoit être conſidérable; l'aimant ayant paru exercer ſur les nerfs, en quelques circonſtances, une irritation plus ou moins marquée, qui devenoit plus forte au renouvellement des armures, l'action magnétique de l'aimant n'a-t-elle pas pu concourir à la production de ces effets? C'eſt ce que de nouvelles épreuves doivent nous apprendre, n'en ayant pas tenté à cet effet qui puiſſent paroître ſatisfaiſantes. Mais un point non moins eſſentiel eſt de rechercher ſi ces impreſſions purement ou plus particulièrement mécaniques, ne ſont pas la cauſe des autres effets favorables de l'aimant. Au moins, quant à ceux que juſqu'ici nous avons conſidérés, il ſuffit, pour bannir toute eſpèce de doute, de remarquer que cette action de l'aimant n'ayant eu lieu, comme nous l'avons dit, qu'après un uſage plus ou moins long des pièces aimantées, on ne peut l'aſſigner pour cauſe à des effets qui ſe ſont manifeſtés dans le moment même ou peu de temps après leur application.

Les effets que nous avons obſervés après un uſage plus moins long des aimans, ne ſe ſont pas bornés au lieu même de l'application. Un plus grand nombre ſe ſont manifeſtés, qui paroiſſoient dépendre d'un changement ſurvenu dans le ſyſtême général des nerfs. C'eſt à ce genre qu'on doit rapporter les différentes affections ou maladies nerveuſes que l'on a vu ſe diſſiper à la ſuite de l'application de l'aimant.

Ces maladies ou affections nerveuſes ſemblent plus particulièrement appartenir à la claſſe de celles qui dépendent d'un excès d'action, ſoit de ſenſibilité, ſoit de mobilité, ſoit de tenſion dans les nerfs. Parmi les affections douloureuſes ou du premier genre, on doit compter les

douleurs

douleurs à la tête, dont les obf. 12, 13, 14, nous offrent fur-tout des exemples plus remarquables, que plufieurs autres obf. 26, 35, 38, nous paroiffent d'ailleurs très-propres à confirmer. Nous compterons également les vives douleurs de la face, obf. 1, 2, 3 ; les douleurs ou coliques des reins, obf. 11 ; plufieurs affections douloureufes de la poitrine, telles qu'un fentiment de fuffocation occafionné par des palpitations, obf. 22, 23, 26, & des oppreffions hyftériques avec chaleur dévorante dans les entrailles, obf. 35 ; certaines affections nerveufes de l'eftomac, telles que des douleurs, des gonflemens, des maux d'eftomac continuels, obf. 11, 15, 25, 26, 28, 35, 47 ; enfin différentes douleurs dans les membres, foit accompagnées de treffaillemens, obf. 12, foit fujettes à redoubler aux plus légères variations dans le temps, obf. 13, foit occafionnées par un lait répandu, obf. 21, 35 ; tels font encore l'engourdiffement de la jambe, obf. 20, les laffitudes douloureufes des membres & la fenfibilité extrême de la vue, obf. 47, la douleur au bras qui fe fit remarquer dans l'obf. 45 ; enfin la démangeaifon à l'épaule dont le malade, obf. 44, fut délivré.

Dans le nombre des affections qui fe font diffipées pendant un ufage conftant des aimans, on peut compter auffi des maladies du genre des affections fpafmodiques. Telles ont été des crampes ou contractions nerveufes de la poitrine, obf. 17, 18, 19 ; des affections fpafmodiques de l'eftomac, obf. 15, 16 ; des crampes ordinaires dans les membres, obf. 20 ; des crifpations nerveufes en différentes parties du corps, obf. 21.

Les affections du même genre, mais convulfives, comprennent les palpitations, obf. 22, 23, 24, 25, 26, 27, 28 ; la toux nervale, obf. 36 ; des vomiffemens fpafmodiques & des convulfions de l'eftomac, obf. 16, 26 ; des convulfions générales, telles qu'on les obferve dans les accès hyftériques, obf. 17, 33, 34, 35, 36, 37, 38, 39 ; des convulfions partielles, telles que des mouvemens fpafmodiques à la tête, dans les bras & les poignets, obf. 25, 26, 28 ; des mouvemens convulfifs à la face, obf. 36, au bras & à la jambe d'un feul côté, obf. 45 ; enfin des convulfions épileptiques, fi l'on doit rapporter à cette maladie les obf. 39, 45, auxquelles on ajoutera les deux fuivantes, obf. 42, 44, en regardant les deux malades comme ayant éprouvé pendant l'ufage de l'aimant une véritable ceffation de leurs accidens.

Nous avons vu difparoître également à la fuite de l'application de l'aimant, des affections du genre de celles qu'on rapporte à l'affoibliffement du genre nerveux, au défaut d'action des nerfs. Tels font fpécialement les tremblemens, obf. 27, 30, 32, 40 ; des affections accompagnées d'étourdiffemens, d'évanouiffemens, de fréquentes foibleffes, obf. 26, 28, 43 ; de vertige ténébreux, obf. 47 ; d'une paralyfie nerveufe, obf. 36 ; de la foibleffe de la vue, de la difficulté de

T

parler, obf. 3, 27, 36, 41; de l'affoibliffement de l'eftomac, obf. 11; de treffaillemens à un bruit inopiné, obf. 27, 30, 41, 43; enfin d'un froid habituel dans quelques parties ou de friffons irréguliers, obf. 14, 36, 38, 45.

Les affections qui ont paru fe calmer pendant l'ufage de l'aimant, n'étoient pas toujours purement nerveufes; quelques-unes étoient du nombre de celles que l'on appelle nerveufes humorales ou matérielles. Tels font les rhumatifmes, obf. 7, 8, 9, 10; les douleurs de dents, obf. 4, 5, 6, 7; les douleurs ou coliques néphrétiques, obf. 11; les affections hyftériques avec fuppreffion, obf. 38, 39, 41; les vives douleurs de la face, obf. 1, 2, 3, fi cette affection dépend, comme le penfe M. Fothergill, d'une acrimonie particulière, foit cancéreufe, foit de toute autre genre; & les épilepfies fympathiques, fi l'on attribue à l'ufage des aimans, le calme éprouvé dans les obfervations 44, 45.

Parmi ces affections, quelques autres, fans avoir pour caufe directe un principe humoral ou matériel, étoient au moins compliquées avec une affection de cette nature. Ainfi les palpitations étoient accompagnées de violentes pertes dans l'obferv. 22; les crifpations de nerfs étoient jointes à un lait répandu, obf. 21; & les douleurs rhumatifmales nerveufes, obf. 10, aux accidens d'un cancer. Les convulfions étoient compliquées avec la phthifie dans l'obferv. 38, avec l'affoibliffement & la rétraction de la jambe, obferv. 33, & les tremblemens avec une fièvre intermittente, obf. 30. Les accidens nerveux dont la malade, obf. 35, étoit attaquée, formoient complication avec un rhumatifme laiteux. On reconnoiffoit une humeur goutteufe, comme jouant un rôle parmi ceux qu'éprouvoit la malade, obf. 36. Le tremblement étoit joint à l'épilepfie & à beaucoup d'autres affections dans l'obfervation 40. La fanté étoit affoiblie, & la conftitution altérée en plufieurs points dans l'obfervation 47. Enfin l'affoibliffement de l'eftomac & la préfence des glaires compliquoient les douleurs des reins dans l'obfervation 11.

Dans les différens genres d'affections que nous expofons ici, on n'a pas toujours vu les accidens céder ou difparoître après un ufage même long-temps continué de l'aimant. Plufieurs exemples nous ont offert des preuves de fon infuffifance, au moins de fon défaut d'action; mais on peut remarquer que c'eft fpécialement dans l'ordre des affections réputées nerveufes, foit relatives au défaut d'action des nerfs, foit dépendantes ou compliquées d'un principe humoral & matériel, que ces exemples fe font manifeftés. Ainfi, dans l'obfervation 39, la furdité dont la malade étoit affectée, & qui, n'éprouvant aucune variation, aucune diminution ni augmentation, paroiffoit être abfolument étrangère à l'affection des nerfs, n'a cédé en aucune manière à l'usage si long-temps continué de l'aimant. Ainsi, dans l'observ. 29, où la constitution forte & robuste du malade, ne permet de soupçonner aucune altération dans le genre nerveux, l'usage de l'aimant pendant plusieurs mois n'a rien opéré sur le tremblement. Nous avons vu l'aimant employé de même sans aucun succès dans plusieurs cas de tremblement pareils, & dans une dame attaquée de palpitations, que l'intermittence très-marquée du pouls ne permettoit pas de rapporter à d'autre cause qu'à la présence d'un polype dans les gros vaisseaux ou dans le cœur. Dans les vives douleurs de la face, réputées humorales par Fothergill, les malades, obs. 1, 3, n'ont éprouvé d'autre avantage de l'application de l'aimant, que celui de calmer les douleurs dans les accès, & n'ont trouvé dans son action qu'un palliatif du moment. C'est encore ainsi que le malade, obs. 7, n'en a obtenu qu'une palliation momentanée, ses douleurs ayant évidemment pour cause un principe rhumatismal. Enfin c'est ainsi que dans l'épilepsie si rarement dépendante de l'affection seule des nerfs, nous avons vu un grand nombre de fois, malgré les précautions les plus grandes, l'usage de l'aimant absolument infructueux : nous disons absolument, parce que nous négligeons ici quelques apparences de soulagement, qu'il paroît que dans toutes nos épreuves les malades ont toujours éprouvé, sinon dans la fréquence & dans la force des accès, au moins relativement aux suites que les attaques laissoient après elles.

On doit, relativement à ces exemples de l'insuffisance de l'aimant pour dissiper certains accidens, remarquer que dans tous les cas d'affections nerveuses, compliquées ou produites par un principe humoral ou matériel, les accidens de ce dernier genre n'ont éprouvé aucun changement, aucune diminution. Ainsi, après l'entière disparition des symptômes nerveux, le lait répandu ou rhumatisme laiteux se faisoit encore sentir dans les observations 21, 35 ; la phthisie, obs. 38 ; le cancer, obs. 10 ; l'affoiblissement & la rétraction de la jambe, obs. 33 ; la surdité, obs. 39. Enfin on pourroit ajouter qu'il n'est pas arrivé seulement que les symptômes aient en quelques cas persisté dans leur état ordinaire ; il semble qu'ils aient été quelquefois augmentés. Sans rappeler ici les exemples que nous avons déja rapportés, obs. 24, 31, 40, 43, nous en avons en quelque sorte la preuve dans l'observ. 46 ; exemple auquel on pourroit ajouter ceux des métastases que les observations 8, 45, (6) sembleroient nous présenter, si l'on doit caractériser ainsi

---

(6) M. *Heinsius*, 7ᵉ. *obs*. L'application de l'aimant fit passer le battement de cœur & les vertiges : mais la dent mâchelière du côté droit & l'oreille devinrent douloureuses ; & quand cette douleur cessoit, le mal revenoit. Enfin

les accidens de la veffie dans le premier cas, & dans le fecond, la paralyfie des membres, & les nouvelles douleurs du bras furvenues comme
nous l'avons indiqué.

Indépendamment des affections décidées & bien caractérifées qui
ont été diffipées pendant l'ufage de l'aimant, on a pu remarquer que
certains accidens ou fymptômes qu'on ne peut prendre pour des maladies réelles, ont auffi difparu. Ainfi, outre les effets qui fembloient
annoncer que la conftitution phyfique des nerfs s'étoit affermie, on
en a vu furvenir d'autres qui paroiffoient apprendre que le moral s'étoit
auffi fortifié. Les tremblemens qu'éprouvoient les malades à un bruit
inopiné, avoient ceffé dans les obfervations 27, 30, 41, ainfi que le
faififfement fubit dont on voit un exemple fi frappant, obf. 43. Quelques malades ont cru éprouver que depuis l'ufage des aimans, leur tête
s'étoit fortifiée, obf. 44. L'efpèce de mélancolie qu'éprouvoit la malade, obf. 36, fut bientôt diffipée. On en voit un exemple encore
plus fenfible, obf. 39. Enfin les obferv. 35, 38, 47, paroiffent offrir
des réfultats du même genre.

On a vu furvenir auffi quelques changemens dans le jeu des caufes
qui femblent préfider au développement & à l'égale diftribution de
la chaleur dans les différentes parties du corps humain. Ainfi, dans
l'obferv. 38, la malade vit ceffer non-feulement les friffons irréguliers qu'elle éprouvoit; elle fut auffi délivrée du froid habituel des
pieds dont elle étoit affectée. Le malade, obf. 45., en éprouvoit un
fentiment pareil à l'épaule, dont il fut bientôt foulagé. La malade,
obf. 36, avoit la jambe & le pied du côté droit affectés d'un froid
conftant. Dans l'obferv. 14, les maux de tête & des nerfs étoient
accompagnés tantôt d'une impreffion de froid très-vif, tantôt d'une
chaleur brûlante.

---

la gencive ayant enflé & percé en
dedans, il fortit beaucoup de matière,
& la malade fut guérie.

Obferv. 18, *pag.* 109, **M. De Harfu.**
L'aimant ayant déplacé le principe âcre
qui caufoit le fpafme du fondement, il
en réfulta des accidens qui furent heureufement diffipés par une perte menf-
truelle. M. De Harfu établit dans plufieurs autres endroits, *pag.* 103; *obferv.*
12, *pag.* 160; & *difc. prélim. pag.* 27,
la néceffité de purger pendant le traitement, pour évacuer les humeurs mifes
en mouvement par l'action de la vertu
magnétique. Il rapporte quelques exemples où ces humeurs n'ayant pas été ex-
pulfées affez promptement par l'action
évacuante qu'il attribue à l'aimant, il
en réfulta quelques mal-aifes. Mais, fuivant M. *De Harfu*, cette action de l'aimant étant dans un degré égal avec fa
faculté de divifer, on ne doit point pour
l'ordinaire redouter de métaftafes de fon
ufage. — M. *Ludwig*, §. 9, s'exprime
ainfi: Quant à la crife par métaftafe, je
n'ai lu nulle part qu'elle ait eu lieu par
l'ufage de l'aimant; & quoique j'aie tenté
de la procurer, je n'ai pu m'affurer
d'une manière certaine d'y être parvenu.

Quelques changemens ont paru s'opérer auffi dans le cours des humeurs. L'application des aimans, obf. 9, fut fuivie d'une abondante tranfpiration du côté affecté. Une moiteur douce furvint à la peau, obf. 10 ; la tranfpiration s'établit aux pieds, obf. 38. On trouve auffi plufieurs exemples de l'excrétion des humeurs propres aux inteftins, augmentée pendant l'ufage des aimans. Ainfi plufieurs malades ont cru éprouver plus de liberté du ventre depuis leur application, obf. 11, 15, 39, 45. Il fe fit une prompte évacuation par les felles peu de momens après l'application des aimans, obf. 10. Enfin le malade, obf. 46, éprouva conftamment que l'ufage de l'eau aimantée fervoit à lui lâcher le ventre. Nous ne parlons point ici de l'éruption des règles qui furent rappelées avant le temps ordinaire, obf. 24, ni du cours des urines rétabli dans l'obf. 11.

Maintenant à quelle caufe doit-on attribuer ces différens effets que nous venons d'expofer ? Quoique confidérés féparément, relativement au genre ou à l'efpèce d'affection particulière à laquelle ils fe rap-portent, ces divers exemples de guérifon ou de foulagement ne foient pas tous affez multipliés pour démontrer invinciblement qu'ils ont été produits par l'aimant, & qu'on ne puiffe pas ainfi partir de chaque ordre particulier de ces effets, pour prononcer fur l'efficacité de l'aimant dans chacune des maladies dont ils offrent l'exemple ; cependant, comme ils préfentent un caractère uniforme & général qui les rapproche, celui d'une action marquée fur le fyftême nerveux, nous penfons que fous ce rapport ils doivent paroître affez nombreux pour qu'on puiffe regarder leur production comme un effet de l'application des aimans, après laquelle ils font furvenus d'une manière fi conftante. Mais à laquelle des différentes manières d'agir que l'on peut reconnoître dans l'application des aimans, doit-on les attribuer ? C'eft ce qu'il s'agit ici de déterminer.

Le caractère particulier qui nous a fervi à diftinguer ces effets, celui de leur apparition tardive, de leur accroiffement lent, infenfible & gradué pendant un long ufage de la méthode magnétique, ne permet pas de leur affigner pour caufe aucunes de celles qui, dans l'emploi des aimans, ne peuvent avoir d'action qu'au moment même de l'application. Telle eft l'impreffion de froid que peut occafionner le contact des plaques aimantées, placées & fixées à nu fur la peau. Ce n'eft donc nullement à cette caufe que l'on peut attribuer la difparition de tant de fymptômes, foit douloureux, foit fpafmodiques, foit convul-fifs, que l'on a vu fe diffiper plus ou moins lentement après l'application des aimans employés en armures ; exemple que l'on doit regarder comme le réfultat le plus général, le plus conftant de tous ceux que préfentent nos obfervations.

L'action que l'aimant peut avoir à raison de la preſſion & du frottement des plaques aimantées ſur la peau, pourroit paroître une cauſe plus probable de ſon efficacité dans les maladies nerveuſes. Il ſuffit ſouvent pour appaiſer certaines douleurs des dents, d'exercer quelques points de compreſſion ſur les joues, ſur les gencives : l'obſ. r nous en offre un exemple pour les douleurs de la face ; & dans quelques eſpèces d'épilepſie, on connoît les avantages que l'on retire des ligatures pour arrêter ou prévenir les accès. L'action que peut produire un long uſage des aimans dans le point de contact, ne ſe borne pas d'ailleurs à la ſimple compreſſion ; les effets en ſont portés ſouvent au point qu'en irritant le tiſſu de la peau, elle determine dans le lieu de l'application, une éruption plus ou moins abondante de boutons ou puſtules, avec ou ſans ſuppuration. Une action pareille de la part de l'aimant, ne peut-elle pas être le principe de ſon efficacité dans les maladies nerveuſes ? & cette conjecture ne paroîtroit-elle pas d'autant mieux fondée, en réfléchiſſant que les affections que l'on regarde comme dépendant purement de l'état des nerfs, peuvent avoir leur ſource dans un principe humoral, que ſa ténuité, ſon peu d'abondance, & ſon exiſtence peut-être dans un genre d'humeurs particulières & non connues, quoique pour cela non moins réelles ni moins importantes dans l'économie animale, ne permettent pas de reconnoître ?

Ces réflexions paroiſſent fondées, & méritent quelque attention. Mais, outre qu'alors ce ſeroient ſur-tout les affections nerveuſes humorales qui paroîtroient céder à l'action des aimans, ce qui ſe trouve contredit par le plus grand nombre d'obſervations, ne doit-on pas remarquer que l'aimant n'a pu produire ſes effets par une action qui l'aſſimile aux véficatoires, dont on reconnoît l'inſuffiſance, dont on avoit même en vain employé le ſecours, au moins en pluſieurs cas, obſ. 1, 2, 7, dans les affections nerveuſes que nous avons rapportées, tandis que l'application de l'aimant a été ſuivi de ſuccès ? D'ailleurs, ſi tel avoit été le principe de la vertu de l'aimant, n'auroit-on pas dû, nonſeulement obſerver cette action dans tous les cas où le ſoulagement s'eſt manifeſté, ce qui ne s'accorde pas avec les obſervations, mais encore appercevoir un rapport évident entre l'intenſité de cette action & celle des degrés de ſoulagement obtenus ou procurés ? Or ſur ce point l'expérience eſt contraire, pluſieurs malades ayant été guéris par les aimans dont ils n'avoient reçu aucune empreinte, aucune léſion, aucune altération à la peau ; quelques autres, au contraire, en qui ces effets avoient eu lieu, n'ayant éprouvé aucun ſoulagement, comme nous en avons eu la preuve dans pluſieurs perſonnes attaquées d'épilepſie. Ajoutons à ces raiſons, que dans pluſieurs obſerva tions, obf. 15, 16, 22, 23, 26, 30, 33, 47, l'aimant n'a été employé que fous la forme d'une plaque fufpendue au cou & portée fur la poitrine, circonftance dans laquelle ni les effets du frottement, ni l'action véficatoire, ni la compreffion, n'ont eu lieu d'une manière marquée.

Cette dernière réflexion fuffit pour faire voir que ce n'eft pas à la vertu ferrugineufe de l'aimant qu'on peut attribuer ceux de fes effets que nous confidéron ici, outre qu'il ne peut y avoir de liaifon & de rapport entre la production d'effets auffi marqués, & la foible quantité de rouille dont quelques plaques, & quelquefois une feule qui eft employée, peut imbiber la peau. Enfin, quant à l'action que l'aimant pourroit avoir fur les molécules de fer difféminées dans nos humeurs, on peut, aux raifons déja connues, & que nous avons indiquées, telles que l'abfence de ces particules dans le fang, au moins fous la forme & dans l'état qui les rend fufceptibles de l'action de l'aimant, & le peu de rapport qu'on découvriroit d'ailleurs entre l'exiftence de ces mêmes parties & la production des affections nerveufes; on peut dis-je, ajouter que l'ufage intérieur du fer eft compté au nombre des remèdes les plus efficaces pour les combatre, & que fa préfence ne nous étant connue que dans les humeurs, ce devroit être encore fpécialement fur les maladies humorales & matérielles que l'action de l'aimant fe manifefteroit, circonftance abfolument oppofée aux réfultats les plus conftans de nos obfervations.

Si, dans un grand nombre de cas, des fymptômes nerveux de différente nature, foit douloureux, foit fpafmodiques, foit convulfifs, les uns, dépendans d'une caufe purement nerveufe, les autres, occafionnés ou compliqués au moins par un principe ou quelque vice humoral & matériel, fe font diffipés & affoiblis pendant l'application des aimans, ce n'eft donc qu'à l'action vraiment magnétique de cette fubftance fur les nerfs qu'on doit en attribuer la caufe; & fur ce point, il ne femble pas qu'il puiffe refter aucun doute, quoiqu'il foit raifonnable cependant de defirer que ces réfultats foient encore confirmés par de nouvelles obfervations.

Maintenant, fi parmi les différens ordres d'effets que nous venons de faire remarquer, nous rapprochons principalement ceux qui, s'étant manifeftés d'une manière affez conftante pour qu'on ne puiffe s'empêcher de les attribuer à l'ufage de l'aimant, paroiffent auffi plus manifeftement dépendre de fa vertu magnétique, pourrons-nous nous flatter de parvenir à déterminer quelle eft la nature de fon action?

Si, par un pareil rapprochement d'effets conftamment obfervés, on fe croit en droit de prononcer fur cet objet, il femble que c'eft une action anti-fpafmodique & calmante qu'on doit attribuer pour vertu plus effentielle à l'aimant. L'aimant en effet paroît avoir fur les affeƈions nerveufes la même aƈion que les fubftances anti-fpafmodiques. Non-feulement fon application en calme les accidens dans le moment, comme font les anti-fpafmodiques dans ce qu'on appelle le traitement du fymptôme; mais, femblable encore en cela aux mêmes fubf-tances, il diffipe les affeƈions de ce genre en les attaquant dans leur principe. Un autre caraƈère effentiel des fubftances anti-fpafmodiques, eft de manquer quelquefois leur effet, & de produire même de l'irritation dans les accidens. L'obfervation femble nous faire entrevoir la même manière d'agir dans l'aimant. Il eft encore dans la nature de ces fubf-tances, de refter nulles ou infuffifantes quand les affeƈions ne dépendent point du vice propre des nerfs, & dans celles de ce genre lorfque les accidens nerveux font portés au plus haut point. L'aimant ne préfente-t-il pas la même infuffifance d'aƈion dans plufieurs de nos obfervations fous l'un & l'autre de ces rapports, comme nous l'avons fait remarquer? & quant au premier, n'aurions-nous pas une nouvelle preuve d'ana-logie ou d'identité dans les métaftafes qu'occafionnent les anti-fpaf-modiques employés pour les maladies nerveufes humorales dont le principe eft mobile, au moins facile à déplacer, fi les exemples de cette nature, que nous avons rapportés, doivent être admis & re-connus?

Mais eft-ce uniquement une aƈion nerveufe qu'on doit reconnoître dans l'aimant; & n'en a-t-il pas une véritablement humorale, mani-feftée par fon efficacité dans des maladies qui, pour être même des affeƈions des nerfs, reconnoiffent cependant pour principe de pro-duƈion ou de complication, une caufe de cette nature? Ne doit-on pas lui affigner auffi une vertu apéritive, difcuffive, évacuante, rela-tivement à fes effets fur les fécrétions & les humeurs? En admet-tant même que l'aƈion de l'aimant foit purement nerveufe, eft-ce une qualité uniquement anti-fpafmodique & calmante qu'on lui doit attribuer? & n'a-t-il pas une aƈion irritante, tonique & fortifiante, indiquée par fa propriété d'exciter le principe de la chaleur, par les effets d'irritation qu'il paroît produire en certains cas dans les affec-tions nerveufes; enfin par fa propriété reconnue de convenir dans quelques-unes des affeƈions de ce genre qui dépendent de l'affoibliffe-ment des nerfs?

Sur ces différens points, nous penfons qu'on doit prononcer avec la plus grande circonfpeƈion. Nous avons en effet rapporté plufieurs affeƈions nerveufes de l'efpèce de celles qui font ainfi réputées vraiment humorales ou matérielles dans leur principe, & dans lefquelles l'aimant paroît avoir agi avec fuccès. Tels font les maux de dents, le rhumatifme, celles des épilepfies que nous avons rapportées, qu'on peut regarder

comme

comme fympathiques, obf. 44, 45, les coliques néphrétiques, obf.
11, les affections hyftériques accompagnées de la fuppreffion des
régles, obferv. 38, 39, 41, & l'affection douloureufe de la face,
fi, comme le penfe M. Fothergill, elle prend fa fource dans une acrimonie particulière des humeurs. Mais, outre que nous avons vu que
dans les affections de ce genre l'aimant paroît avoir moins d'efficacité,
ne doit-on pas obferver d'abord que ces exemples ne font pas affez
nombreux pour qu'on puiffe prononcer affirmativement, d'après leur
connoiffance, que le foulagement dont ils nous montrent l'application de l'aimant fuivie, fût dû véritablement à fon action ? En admet-
tant même des exemples de cette nature fuffifamment multipliés,
pourroit-on, par cela feul, fe croire fondé à reconnoître dans l'aimant
une action humorale ? Ne devroit-on pas remarquer auparavant, que
parmi les affections que la nature de leur caufe la plus ordinaire fait ranger au nombre des maladies de ce genre, il y en a qui font purement
nerveufes ; qu'il y a des rhumatifmes purement nerveux, des irritations
purement nerveufes de la matrice, de la veffie, des odontalgies nerveufes ? Avant de fe croire autorifé à reconnoître dansl'aimant une action humorale & matérielle, par l'obfervation de fon efficacité dans des
affections dont tel eft au moins le caractère apparent, n'eft-il pas néceffaire de s'attacher à bien diftinguer fi ce caractère eft réel ? Il eft d'ailleurs reconnu que les remèdes même anti-fpafmodiques ont une action
quelconque fur les accidens ou fymptômes nerveux que produifent les
caufes morbifiques humorales en irritant les nerfs, action plus ou
moins marquée, fuivant que l'état d'irritation dépend plus de la foibleffe ou de l'érétifme des nerfs, que de l'énergie de la caufe qui les
irrite. On peut d'autant moins révoquer en doute cette action des anti-
fpafmodiques fur les affections nerveufes humorales, que la pratique
nous offre tous les jours de nombreux exemples des fuites fâcheufes que
l'ufage imprudent de ces remèdes produit en pareils cas, puifqu'on voit,
pour l'ordinaire, fuccéder à la ceffation des douleurs, des accidens qui
indiquent que la caufe humorale eft reftée fixée plus profondément fur
tel ou tel organe, ou qu'elle s'eft portée en fe déplaçant fur d'autres
vifcères ; car les accidens nerveux doivent être auffi, dans quelques
circonftances, regardés comme des efforts falutaires de la nature.

Ces réflexions, s'il en étoit befoin, pourroient être en plufieurs
points confirmées par les réfultats de nos obfervations. Ainfi, dans l'obfervation 11, l'affection des reins ne dépendoit-elle pas d'une caufe
purement nerveufe, & dès-lors très-diftincte de celles qui produifent
les coliques néphrétiques ordinaires ? Dans les obfervations 38, 39, 40,
41, l'affection de la matrice n'étoit-elle pas abfolument hyftérique ou
nerveufe, notamment dans l'obferv. 38, où la fuppreffion & les ac-

V

cidens qui la fuivirent avoient été occafionnés par de vives affeftions de l'ame ? Dans cette même obfervation , les accidens de la maladie principale étant augmentés , l'aimant ne ceffa-t-il pas d'avoir de l'action ? Quant aux vives douleurs de la face, dont les malades, obf. 1, 3, ne furent pas guéris, tandis que la malade, obf. 2, obtint un foulagement complet, n'eft-ce pas au caraftère de l'affeftion, plus nerveux dans une femme que dans les hommes, qu'on pourroit affigner cette différence ? car on ne doit pas l'attribuer à ce que, dans cette obfervation , l'aimant porté en armure a pu produire des effets plus marqués, puifque, dans l'obferv. 1, le malade avoit porté l'aimant de la même manière pendant plufieurs mois. Relativement aux autres douleurs de la face, ne voyons-nous pas les maux de dents diffipés dans les obfervations 4, 5, 6, où il n'eft fait mention d'aucune caufe humorale, d'aucune apparence de fluxion, tandis que dans l'obf. 7, où le principe rhumatifmal étoit évident, l'application de l'aimant, longtemps répétée, n'a eu aucun effet fur la caufe de la douleur ? Enfin, qui pourroit nier que dans les obferv. 8, 45, les premiers accidens de la veffie, la paralyfie, les douleurs du bras, n'ont pas été occafionnés par le déplacement de l'humeur refoulée à l'intérieur, ou plus particulièrement fixée fur les organes ?

Mais, en s'attachant à des confidérations plus générales, ne voit-on pas que dans celles des affeftions purement nerveufes que nous avons rapportées, qui étoient compliquées avec un vice humoral dont elles étoient abfolument indépendantes, l'aimant, en diffipant ces affeftions, n'a rien opéré fur la caufe de la complication? Nous en avons eu plufieurs exemples. Mais ne remarquons-nous pas auffi que dans les affeftions nerveufes vraiment humorales, c'eft-à-dire, auxquelles on pouvoit reconnoître un principe matériel, non pas pour complication, mais pour caufe, l'aimant n'a agi que fur les fymptômes nerveux qu'il réprimoit, & nullement fur la caufe qui les occafionnoit & qu'il n'a pas détruite ? Ainfi, dans les obf. 1, 3, l'aimant n'avoit d'aftion que fur les accès de la douleur qu'il calmoit, & n'en avoit aucune fur la caufe qui renouveloit toujours fon aftion avec la même vivacité. Ainfi, dans les épilepfies fympathiques, obf. 44, 45, l'aimant paroît n'avoir fait qu'éloigner ou ceffer les accès, la caufe du mal & notamment, dans l'obfervation 44, l'engourdiffement de la main fubfiftant toujours. De même dans le rhumatifme, le principe humoral s'eft trouvé déplacé, ou fubfiftant, obf. 7, 8, les douleurs étant calmées.

Quant à l'efficacité reconnue dans l'aimant, d'exciter certaines fécrétions, de rappeler la chaleur dans des parties qui en font naturellement privées, on doit remarquer que ceux des réfultats de nos obfervations, qui femblent indiquer ces différentes propriétés dans l'ai-

mant, ne font pas fuffifamment multipliés pour en affurer la réalité.
Mais ne fait-on pas d'ailleurs que les caufes qui préfident aux fécrétions dans l'économie animale, ainfi qu'au développement, à la diftribution de la chaleur, font fingulièrement régies par l'action nerveufe ?
Dans les maux de nerfs, les attaques ne font-elles pas fouvent accompagnées d'impreffions de chaleur & d'ardeurs brûlantes, ou d'un fentiment, d'un état de refroidiffement marqué ? Le fpafme, en fe portant à la peau ou fur les inteftins, ne peut-il pas intercepter les fécrétions qui fe font dans ces parties ? La même caufe, l'état d'éréthifme ne s'oppofe-t-il pas fréquemment, dans les maladies même humorales, au développement des efforts de la nature, aux mouvemens
des humeurs & des crifes ? Des fécrétions favorifées ou rétablies, des
parties rappelées à leur degré de chaleur naturelle, des effets marqués & même falutaires, opérés dans des affections humorales, peuvent donc dépendre de la feule énergie nerveufe dont la nature a
doué un certain ordre de fubftances, & n'indiquer aucune autre vertu
dans celles qui ont opéré ces changemens.

Mais en reconnoiffant la vérité de ces premières réflexions, la vertu
de l'aimant eft-elle au moins uniquement anti-fpafmodique ? Les effets
d'irritation, l'augmentation des accidens ou fymptômes nerveux qu'on
voit furvenir quelquefois après l'application de l'aimant, quand même
ils feroient reconnus comme des effets affurés de fon action, n'annon-
ceroient point encore, dans cette fubftance, une autre vertu effentiellement différente. On fait que ce caractère convient aux anti-fpafmodiques proprement dits ; & fi, parmi les affections dans lefquelles l'aimant a paru montrer quelque efficacité, on compte des maladies du
genre de celles qui reconnoiffent pour principe un véritable défaut d'action de la part des nerfs, & dont la caufe exige manifeftement des médicamens irritans pour les combattre avec fuccès, ne doit-on pas remarquer que plufieurs des affections qui femblent préfenter ce caractère,
dépendent quelquefois au contraire d'un état oppofé ? L'action nerveufe, lorfqu'elle eft portée trop loin, nuit aux différentes fonctions des
nerfs dont elle fufpend l'exercice, comme fi leur action étoit entièrement
abolie. N'y a-t-il pas un état de contraction nerveufe qui anéantit le mouvement, & détruit le fentiment dans certains organes, comme l'état de
paralyfie réelle ? &, pour cette raifon, ne diftingue-t-on pas deux fortes
de paralyfie ; l'une accompagnée de contraction, & l'autre de relâchement ? Or, dans la première de ces deux efpèces, eft-ce par une autre
vertu que celle des anti-fpafmodiques, que l'on parvient à rétablir les
parties léfées dans l'état naturel ? Ces réflexions fe trouvent confirmées
par plufieurs réfultats de nos obfervations. Ainfi la paralyfie dont la malade, obf. 36, proiffoit affectée, étoit évidemment un état de contraction,

un excès de fpafme, tandis que dans l'obfervation 39, c'étoit une paralyfie réelle. Ainfi plufieurs autres affeƈions analogues, telles que le vertige, & toutes celles qui étoient accompagnées d'étourdiffemens, d'é-
vanouiffemens, de fréquentes foibleffes, de l'affoibliffemént de la vue,
de la difficulté de la parole, dépendoient d'un état hyftérique, au
moins véritablement fpafmodique. Ainfi les friffons irréguliers, les impreffions de froid habituel fe préfentoient dans des attaques de nerfs
violentes, dans des convulfions hyftériques. Enfin les exemples de
tremblement que nous avons rapportés, loin de tenir de la paralyfie,
étoient plutôt des mouvemens fpafmodiques & convulfifs, qui, de
même que le treffaillement à un bruit inopiné, annonçoient moins un
défaut d'aƈion dans le genre nerveux, qu'un état de tenfion & d'activité augmentée.

Mais ne doit-on pas au moins rapporter à l'affoibliffement des nerfs,
à cet état qu'ôn nomme foibleffe du genre nerveux, plufieurs affeƈions,
notamment celles qu'en dernier lieu nous venons de citer, dans lefquelles l'aimant ayant paru montrer une efficacité marquée, il n'a pu
produire des effets heureux qu'en le rangeant au nombre des médicamens toniques & fortifians? On ne peut révoquer en doute cette
vérité. Mais ne fait-on pas auffi que, comme il y a deux efpèces principales d'affeƈions des nerfs, l'une avec éréthifme ou tenfion, & l'autre
avec atonie ou affaiffement nerveux, on reconnoît auffi deux efpèces
diftinƈes d'anti-fpafmodiques, les uns fortifians & toniques, & les
autres relâchans? Lors même qu'en attribuant à l'aimant une aƈion
du premier genre on le clafferoit parmi les anti-fpafmodiques, on ne
fe tromperoit donc pas en tout point: il n'y auroit erreur au plus que
fur l'efpèce, & non fur le genre. Mais on peut ajouter que ce font
principalement les anti-fpafmodiques fortifians & toniques qui forment
la claffe des anti-fpafmodiques proprement dits, les relâchans n'ayant
de rapport avec les affeƈions nerveufes, qu'en ce qu'elles préfentent
de commun avec un grand nombre de maladies d'un genre différent,
& nullement en ce qu'elles ont de nerveux, c'eft-à-dire de propre &
de particulier. On doit encore remarquer que c'eft cet état qu'on
défigne fous le nom d'affoibliffement du genre nerveux, qui donne
plus fpécialement naiffance aux affeƈions particulièrement appelées
maladies ou maux de nerfs, de quelque efpèce qu'elles foient, foit
douloureufes, foit fpafmodiques, foit convulfives. La plus faine pratique & l'obfervation font d'accord fur ce point, comme le prouvent le genre de traitement le plus généralement employé contre les
affeƈions de cette nature, qui confifte dans l'ufage des bains froids, de
la glace, du quinquina, du mars, des eaux minérales ferrugineufes, &
la nature même des fubftances reconnues pour plus particulièrement

efficaces en pareils cas, & auxquelles on a donné le titre de remèdes nervins ou anti-fpafmodiques. Comme c'eft plus fpécialement à cette claffe que l'aimant femble fe réunir, ainfi que le prouvent les principaux caractères que nous avons fait remarquer dans la manière d'agir de cette fubftance, on voit donc que la nature des différens effets qu'il paroît produire, des différentes affections dans lefquelles il paroît convenir, loin de forcer à reconnoître en lui une autre action que l'action anti-fpafmodique, peut conduire au contraire à lui confirmer exclufivement cette vertu ; d'où il fuit qu'on ne doit pas, au moins fans avoir égard à ces différentes réflexions, lui attribuer d'autres propriétés.

Ce que nous venons de dire dans la vue de déterminer la manière d'agir du magnétifme, ne doit être admis, & nous prions nous-mêmes qu'on ne l'admette qu'après avoir été confirmé par de nouveaux faits. Mais fi nos obfervations ne nous ont pas mis en état d'approfondir un point auffi important, nous les regardons au moins comme fuffifantes pour établir, d'une manière inconteftable dans l'aimant, l'exiftence d'une action falutaire, véritablement magnétique & directe fur nos nerfs. Cette action fe démontre fur-tout par trois réfultats principaux.

Le premier eft celui que préfentent celles de nos obfervations (obf. 1, 3, 5, 6, 7, 17.), dans lefquelles les malades n'ayant employé que des aimans ifolés, ils ont conftamment éprouvé que les accidens ceffoient invariablement lorfqu'ils préfentoient l'aimant aux parties affectées, cet effet fe renouvelant auffi fouvent que les accidens eux-mêmes fe répétoient, s'ils n'étoient pas portés au plus haut degré, le foulagement qui en réfultoit paroiffant proportionné à la force des aimans que l'on employoit, le contact ne paroiffant pas néceffaire pour qu'il eût lieu ; l'aimant d'ailleurs, même à une certaine diftance, paroiffant exercer fur le principe de la douleur une action marquée. Nous ne connoiffons aucuns exemples auffi frappans, auffi démonftratifs de l'action de l'aimant ; les auteurs, au moins dans le grand nombre de ceux qui nous font connus, ne nous en ont point préfenté.

Une feconde preuve de l'action de l'aimant, plus remarquable encore, & qui fe trouve confirmée par un grand nombre d'obfervations, eft le retour fubit des accidens qu'on a vu fi fouvent fe renouveler quand on enlevoit trop tôt les plaques aimantées, & leur nouvelle difparition fuccédant auffitôt, & fur-tout auffi conftamment quand on replaçoit les garnitures. Quoiqu'on trouve quelques exemples de cette circonftance dans les obfervations qui ont été publiées (7), cependant elle n'a jamais fait l'impreffion qu'elle devoit produire, parce

---

(7) *Obf. du Mercure de France*, &c. L'effet de l'aimant, quoique n'étant pas | abfolument paffager ou momentané, ne s'étendoit pas au-delà de trois jours.

qu'elle n'avoit pas été fuffifamment confirmée par des faits nombreux. Pour la préfenter ici dans toute fa force, nous allons rapprocher ceux que nous offrent nos obfervations.

Nous en avons deux exemples dans les douleurs rhumatifmales. M. de Boynes, obf. 8, ayant quitté trop tôt les plaques aimantées, fe croyant guéri, fut repris de fes douleurs, que l'application des mêmes plaques fit ceffer de nouveau. Mc Dugage, obf. 10, éprouvoit quelquefois, pendant la nuit, que fes douleurs la reprenoient. La plaque qu'elle portoit fur la région de l'eftomac fe trouvoit dérangée, & il fuffifoit de la remettre en place pour les calmer. La même précaution fuffifoit dans l'obf. 48, pour faire ceffer le hoquet, dont la malade éprouvoit quelquefois le retour. Les palpitations nous ont offert auffi de pareils exemples. La dame Miraumont, obf. 22, fentoit fes palpitations renaître pendant les huit jours qu'elle reftoit privée de fa croix magnétique, lorfqu'elle la faifoit aimanter. M^e. Defmoulins, obf. 23, s'é-

---

Obf. de Venife. Pour s'affurer de la réalité de fon action, on retira l'aimant, & tout-à-coup les convulfions recommencèrent avec des fymptômes dangereux; mais l'aimant ayant été appliqué de nouveau, elles fe calmèrent fubitement.

Obf. de M. Unʒer. Les accidens revenoient auffitôt qu'on ôtoit l'aimant, & fe diffipoient quand on le remettoit. On s'affura de ce fait par plufieurs épreuves.

Obf. de M. Bauer. Le malade ayant ceffé en deux circonftances l'ufage de l'aimant, fe croyant guéri, fut repris quelques jours après de fes accidens, qu'une nouvelle application des aimans fit chaque fois difparoître.

Obf. 4e. de M. Heinfius. La malade ayant ôté les plaques qu'elle trouvoit incommodes, la douleur revint auffitôt, & fe diffipa infenfiblement.

Obf. 5, pag. 89, M. De Harfu. Après quarante jours de foulagement, les douleurs rhumatifmales revinrent par l'abfence des aimans, & difparurent de nouveau par une feconde application *Obferv. 22, pag. 118.* La malade ayant éprouvé des chagrins qui avoient fait reparoître une partie de fes maux, eut recours à l'aimant qu'elle avoit entièrement abandonné, contre l'avis de fon médecin. L'aimant les fit de nouveau difparoître en peu de jours.

Obf. de M. Defcemet. Des douleurs occafionnées par une fluxion fur les dents, fe calmoient par l'application de l'aimant, & revenoient quand l'aimant étoit ôté. — Une douleur aiguë à l'extrémité fternale de la clavicule droite, diffipée par l'application d'une croix aimantée fur la partie douloureufe, revint plus forte, & perfifta même, le malade ayant repris la croix & la tenant de la main droite; en la tenant de la main gauche, elle diminua & ceffa entièrement.

Obf. de M. Miffa. Pour peu que l'aimant fût ôté, les tremblemens fe faifoient fentir de nouveau, comme avant fon application.

Obferv. de M. Buch'oʒ, Nat. confid. tom. 5, 1771. Le malade n'avoit pas plutôt quitté fes bracelets, qu'à l'inftant le tremblement très-confidérable qu'il éprouvoit dans les mains & dans tout le corps, recommençoit.

Obf. de Cofnier. Auffitôt que les plaques étoient dérangées & ne touchoient plus la plante des pieds, la chaleur redevenoit infupportable, & ne fe diffipoit que par le renouvellement du remède. Le fait fut conftaté plufieurs fois.

tant de même privée de celle qu'elle portoit, éprouva dès le soir même & pendant la nuit, une violente attaque de palpitation. M^e. la Neuville, obf. 26, en éprouva auffi un violent accès pendant la nuit, pour avoir ôté le soir la plaque aimantée qu'elle portoit sur la région du cœur. La même malade, M^e. la Neuville, ayant tenté de quitter les aimans qu'elle portoit sur la tête pour des douleurs qu'elle y souffroit, sentit peu de jours après les douleurs se renouveler. Dans tous ces cas, l'aimant appliqué de nouveau fit disparoître les accidens. Dans l'obf. 19, le malade ayant négligé un soir de replacer une des pièces aimantées dont il faisoit usage pour des crampes de poitrine, se réveilla la nuit, en assurant qu'il n'avoit jamais éprouvé une pareille suffocation.

De violentes convulsions, calmées depuis long-temps par l'action de l'aimant, se font de même réveillées & dissipées, les plaques étant ôtées & remises en situation. La malade, obf. 33, en eut une violente attaque en dînant, en présence de M. Defperrieres, ayant oublié, en s'habillant, de suspendre à son cou la plaque qu'elle portoit sur la région de l'esto-mac. M^e. la Baronne de C***, obf. 34, en éprouva auffi de beau-coup plus violentes qu'à l'ordinaire, après avoir quitté une partie de ses aimans, dans l'intention de s'affurer si elle devoit à leur action le sou-lagement dont elle jouiffoit. F**. obf. 44, ayant penfé, dans son pre-mier traitement, qu'il ne devoit sa guérison qu'aux remèdes dont il faisoit usage en portant l'aimant, prit le parti de le quitter; &, peu de temps après, il eut un nouvel accès, ce qu'il n'avoit pas éprouvé depuis neuf mois, & qu'il n'éprouva point encore pendant plus de deux années enfuite, en faisant usage uniquement des aimans. Enfin Gallot, obf. 30, & Guigard, obf. 43, se trouvoient susceptibles de treffaillemens à un bruit inopiné quand on avoit ôté l'aimant, & ils ceffoient d'y être sensibles quand on l'avoit replacé. Les épreuves aux-quelles le dernier de ces deux malades fut foumis, méritent fur-tout la plus grande attention.

Nous avons une troifième preuve (8) non moins importante à rap-porter, & qui dépend en quelque forte de celle que nous venons d'expofer. C'est le bien-être & le nouveau degré de foulagement que

---

(8) *Obf. de M. Unzer.* Lorfque la vertu de l'aimant étoit affoiblie ou deve-nue inégale, la maladie revenoit auffitôt.

Obf. 17, pag. 108 de M. De Harfu. Les aimans placés fous les matelas ayant perdu de leur vertu, les crampes reparurent, & se dissipèrent les pièces ayant été aimantées de nouveau.

Obf. 2e. de M. Filliet, pag. 152, 154, ibid. Le malade annonçoit que quand les pièces avoient été nouvellement aiman-tées, il en reffentoit plus d'effet. — Les accidens ayant augmenté dans une cir-conftance pendant le traitement, on eut lieu de l'attribuer à ce que les pièces avoient perdu totalement leur vertu. — *Obf. 3e. pag. 159.* En aimantant de nou-veau les pièces & augmentant leur force, le malade recouvra tout ce qu'il avoit perdu.

plufieurs malades affurent avoir conftamment éprouvés au renouvellement des garnitures, & la diminution dans l'un & l'autre qui fe
faifoit remarquer quand la vertu des aimans commençoit à s'affoiblir.
Les obfervations 14, 23, 33, 39, 45, nous en offrent la preuve,
notamment l'obf. 14, dans laquelle la malade fentit fes anciens maux
de nerfs fe renouveler, & les vit ceffer fubitement en changeant le
bandeau d'aimant dont elle faifoit ufage, & qu'elle portoit depuis fix
mois ; l'obfervation 33, dans laquelle cet effet de l'aimant s'eft fi fenfiblement manifefté, & l'obfervation 45, qui feule paroît nous en
offrir à-la-fois plufieurs exemples.

Ces faits méritent une grande attention ; ils font une preuve inconteftable & fenfible de l'action de l'aimant, & cette action eft véritablement magnétique. Car à quelle autre caufe pourroit-on attribuer
des effets qui, étant, comme nous l'avons vu, auffi indépendans des
autres manières d'agir qu'on peut reconnoître dans l'aimant, paroiffent
au contraire fi évidemment liés à l'action qu'il peut avoir fous ce rapport ; qui, comme ceux du premier genre, femblent non-feulement
proportionnés au degré de force magnétique des pièces aimantées,
mais encore avoir lieu dans des circonftances où ce fluide, tel qu'il
exifte dans le tourbillon qui fe répand autour des aimans, eft feul appliqué aux parties affectées ; qui, comme ceux du troifième genre, paroiffent s'affoiblir ou s'accroître dans la même proportion que le fluide
dont les plaques font pénétrées ; qui enfin, comme ceux du fecond
genre, ceffent d'avoir lieu, recommencent ou perfiftent, fuivant que
ce même fluide continue, ceffe ou recommence d'être appliqué à la
furface du corps ? Pourroit-on, après ces faits, contefter à l'aimant,
confidéré comme fubftance magnétique, une action au moins fur nos
nerfs, réelle & falutaire, fi toutefois on ne peut encore déterminer avec
précifion quelle en eft la nature ?

Cette action de l'aimant n'a guère été que palliative. Le retour des
accidens, qui s'eft annoncé dans plufieurs malades, comme nous venons de le rapporter, après avoir quitté trop tôt les aimans, prouve
que leur ufage n'avoit fait qu'affoupir le mal , & l'enchaîner. Parmi
les perfonnes qui font le fujet de nos obfervations, le plus grand
nombre continue, après plufieurs mois, plufieurs années même, de
porter les armures, les unes averties par des rechutes du befoin qu'elles
ont de le faire, & d'autres déterminées feulement par l'exemple des
premières & par nos confeils, ignorant dès-lors s'il leur feroit permis de
renoncer aux aimans. Quelques-unes, feulement en petit nombre,
ont ceffé d'en faire ufage : tels font les malades des obfervations
4, 5, 6, 7, 8, &c. encore doit-on remarquer que dans ce dernier cas, le malade a continué de porter une plaque aimantée fur la
région

tégion de l'eſtomac, & que dans la précédente, c'eſt par l'extirpation
des dents gâtées que la guériſon radicale fut obtenue.

Mais cette aftion de l'aimant ne pourra-t-elle pas devenir véritablement curative ; & loin d'être uniquement anti-ſpaſmodique & nerveuſe, ne pourra-t-on pas en étendre également l'application au traitement des affeftions nerveuſes paralytiques, & des maladies humorales
& matérielles ? C'eſt ce que le temps ſeul, & une connoiſſance plus
approfondie des effets du magnétiſme, jointe à de nouveaux degrés de
perfeftion dans la méthode de l'adminiſtrer, peuvent nous apprendre.
Car il eſt à préſumer que de nouvelles obſervations nous inſtruiront
ſur ces différens points, ſi pluſieurs moyens annoncés par quelques
auteurs, & différens de ceux dont nous nous ſommes plus particulièrement ſervis, tels ſont ſur-tout l'uſage de l'eau aimantée employée
en boiſſon, en bains, demi-bains & fomentations, & celui des forts
aimans ou pièces iſolées, ont eu véritablement tous les ſuccès que
les obſervations qui s'y rapportent paroiſſent annoncer. Au moins,
en ſe bornant à la méthode aftuelle, on peut ſe promettre des avantages réels de ſon uſage bien dirigé dans les affeftions ſi rebelles &
ſi multipliées, connues ſous le nom de maladies de nerfs.

Maintenant rapprochons & préſentons les divers réſultats qui naiſſent
des réflexions & des obſervations que nous venons d'expoſer.

1°. On ne peut méconnoître dans l'aimant appliqué en amulette,
une aftion réelle & ſalutaire.

2°. Cette aftion eſt indépendante, dans l'aimant, des qualités ou
propriétés qui lui ſont communes avec les autres corps, & par leſquelles l'application des pièces aimantées peut avoir une aftion générale ou commune ſur l'économie animale : telles ſont l'impreſſion
de froid, la preſſion, le contaft, le frottement, les plaques étant
appliquées à nu & ſerrées étroitement ſur la peau.

3°. Cette aftion de l'aimant eſt également diſtinfte de celle qu'il
peut avoir ſur le corps humain, comme ſubſtance ferrugineuſe, & de
celle qu'il exerce ſur le fer, comme ſubſtance attraftive, quoiqu'elle
paroiſſe dépendre cependant du même principe, cette aftion paroiſſant s'affoiblir évidemment & ſe rétablir en même proportion que les
plaques aimantées acquièrent ou perdent de leur vertu attraftive ou
de leur aftion ſur le fer.

4°. Cette aftion de l'aimant paroît être une aftion immédiate &
direfte du fluide magnétique ſur nos nerfs, ſur leſquels il paroît avoir
une influence non moins réelle que ſur le fer : il paroît n'en avoir
aucune direfte & particulière ſur les fibres, ſur les humeurs, ſur les
viſcères.

5°. Par cettte aftion, l'aimant ne paroît pas convenir dans le trai-

X

rement des affeĉions décidément humorales, ou organiques & matérielles, mais dans les affeĉions purement ou plus particulièrement nerveuſes.

6°. Les affeĉions de ce genre, auxquelles l'aimant convient préférablement, ne ſont pas les affeĉions dépendantes du défaut d'aĉion des nerfs, mais celles qui reconnoiſſent pour cauſe principale l'aĉion des nerfs augmentée : telles ſont les ſpaſmes, les convulſions, les vives douleurs.

7°. Sous ce rapport, l'aimant ſe range naturellement dans la claſſe des anti-ſpaſmodiques, claſſe qu'il ſemble ainſi enrichir, comme l'électricité a enrichi celle des ſubſtances irritantes, apéritives ou ſtimulantes, & c'eſt plus ſpécialement à l'eſpèce des anti-ſpaſmodiques, toniques ou proprement dits, qu'il ſemble ſe rapporter.

8°. Cette aĉion anti-ſpaſmodique & nerveuſe de l'aimant ne paroît être que palliative ; mais rien n'annonçant qu'elle ne puiſſe pas devenir curative, l'efficacité même qu'on reconnoît dans l'aimant pouvant n'être pas purement nerveuſe, & ſeulement anti-ſpaſmodique, la nullité de toute autre aĉion dans cette ſubſtance, ſpécialement d'une vertu ſtimulante apéritive, d'une aĉion humorale & matérielle, n'étant pas entièrement démontrée, il ſuit de ces différens points, qu'il eſt important de continuer les recherches & de multiplier les épreuves ſur cet objet.

9°. La méthode magnétique paroiſſant être elle-même ſuſceptible de pluſieurs degrés de perfeĉion, c'eſt une nouvelle raiſon de s'appliquer à la modifier, à l'obſerver dans tous ſes effets & ſous tous ſes rapports.

10°. Au moins, en ſe bornant à la méthode aĉuelle, les avantages du magnétiſme en médecine ne peuvent être méconnus & conteſtés.

11°. L'aimant a donc ſur le corps humain un autre principe d'aĉion que celui qui réſulte de ſa nature ferrugineuſe, de ſon aĉion attraĉive ſur le fer, ainſi que des autres propriétés ſi nombreuſes que l'empyriſme lui avoit attribuées ; & il paroît devoir un jour devenir en médecine d'une utilité, ſi non auſſi grande, au moins auſſi réelle qu'il l'eſt maintenant en phyſique, quoiqu'on ne doive pas ſans doute admettre toutes les merveilles qu'on en raconte, & qu'il y ait beaucoup à rabattre des éloges qu'on lui prodigue.

*DESCRIPTION des Pièces aimantées, avec la méthode à
suivre dans leur application.*

DANS les obfervations que nous venons de rapporter, l'aimant a
été employé de deux manières principales ; car nous négligeons ici
la boiffon d'eau aimantée dont le malade, obf. 46, a fait ufage. L'application la plus ordinaire que nous avons faite de l'aimant, a été en
armure. Dans cette méthode on emploie des pièces aimantées de
deux formes particulières. Les unes font de petits barreaux détachés,
pour l'ordinaire d'un pouce de long, de quatre lignes de largeur, &
d'une ligne & demie d'épaiffeur, chacun du poids environ d'un demi-
gros. On les emploie fpécialement pour former les bracelets, les jarretières, les colliers, & les ferre-têtes ou bandeaux magnétiques. Les
bracelets (pl. 3, fig. 1.) font formés de cinq de ces pièces, les jarretières de douze (fig. 2.) le collier de dix (fig. 3.). Le tout eft
recouvert d'une toile ou d'un velour noir. On maintient ces pièces en
fituation par quelques points ou avec des rubans.

Au lieu de ces barreaux, on fe fert auffi de plaques aimantées de
forme ovale, droites ou courbées. Ces plaques fe pofent à nu fur la
peau, circonftance qui rend leur aftion plus marquée. On les emploie
le plus ordinairement pour les différentes parties du corps auxquelles on
veut appliquer des aimans fimples, notamment pour la nuque, la région du cœur, les bras, les jambes & la plante des pieds. On varie
leur volume fuivant le befoin qu'on a d'augmenter la force des aimans, & leur forme fuivant les parties auxquelles on doit les appliquer. Les plaques pour la région du cœur font plates ou droites
(pl. 3, fig. 5, 6.); elles portent trois trous. Le fupérieur eft deftiné
à recevoir un ruban avec lequel on fufpend la pièce au cou ; les deux
inférieurs qui fe trouvent fur la même ligne fervent à fixer un autre
ruban qui doit tenir lieu de ceinture, pour empêcher la pièce de fe
porter à droite ou à gauche dans les mouvemens du corps. On couche
le milieu de ce ruban en travers fur la face de la plaque qui ne doit
point toucher la peau, & on l'arrête dans cette direftion avec quelques points d'aiguille : on en noue les deux extrémités en arrière ou
fur le côté. La pièce doit être affez defcendue pour toucher de la pointe
ou partie inférieure le creux de l'eftomac, ou l'extrémité du cartilage
xiphoïde. Les plaques pour les autres parties font prefque toutes plus
ou moins courbées. On les applique une à une en certains endroits,
fous la plante des pieds, au bas de la jambe, fur le milieu du bras,
à la nuque, &c. ; fouvent on les réunit pour former différentes piè-

ces, telles qu'une ceinture pour placer fur les reins, obferv. 9, 11, une fuite d'aimans pour appliquer le long de la colonne épinière, obf. 41 : on s'en fert auffi pour former les ferre-têtes, les colliers, les jarretières & les bracelets. On en réunit plus ou moins pour les trois premières pièces ; pour les bracelets, on emploie deux plaques ordinairement, & on les difpofe, en les fixant fur un ruban, de manière qu'elles fe trouvent l'une à la partie interne, l'autre à la partie externe du poignet ou de l'avant-bras (pl. 3, fig. 4.). Les plaques de ce dernier genre portent, à chacune de leurs extrémités, un trou, à l'aide duquel on les coud fur des rubans. On a fait ufage quelquefois de petits aimans en forme de croix, pour la région de la poitrine. Cette forme ayant quelques inconvéniens à raifon de fes angles, elle eft maintenant moins employée.

La feconde manière de fe fervir de l'aimant confifte dans l'ufage des barreaux aimantés que l'on préfente aux parties fouffrantes. Ces aimans font ou fimples, telle eft fur-tout la forme du barreau pour les dents (pl. 4, fig. 4), ou compofés de plufieurs lames ; alors on leur donne la forme d'un fer à cheval ou de faifceaux droits, & leur degré de force peut être varié fingulièrement. Dans l'obferv. 17, l'aimant pouvoit foutenir un poids de trente-fix livres. Ceux que le malade, obf. 1, employoit, portoient un poids de fix & de douze livres. Dans l'obf. 7, il étoit de force à foulever trois livres & demie. Celle de l'aimant, obf. 3, n'eft pas déterminée ; on voit feulement qu'il étoit affez fort. Dans ces obfervations, c'étoient des aimans artificiels dont les malades faifoient ufage. Le malade de l'obferv. 7 employa la pierre d'aimant avec quelque apparence de fuccès. Dans les affeftions locales, on n'emploie qu'un feul de ces aimans que l'on préfente à la partie affeftée, ou que l'on y tient appliqué pendant un efpace de temps plus ou moins long, obf. 1, 3, 5, 6, 7. Dans les affeftions plus générales, on a recours à plufieurs aimans ; l'obfervation 17 nous en offre un exemple. Un des aimans ayant été placé fur la région de la poitrine, le fecond fut appliqué à la plante du pied du côté qui paroiffoit le plus affefté. On employoit de même, obf. 35, pour faire ceffer les douleurs qui fe renouveloient à la tête, deux barreaux aimantés pour les dents, que l'on préfentoit à chaque tempe. Les pièces de l'armure ordinaire peuvent être employées de la même manière, car il n'eft pas néceffaire, pour cet ufage, de donner une forme particulière aux aimans. Ainfi, dans les obferv. 35, 38, on chargeoit d'aimans ou de pièces aimantées de cette efpèce, les parties fur lefquelles les douleurs ou les convulfions fe renouveloient.

Les aimans, dans quelques-unes de nos obfervations, ayant été appliqués par M. Filliet, fuivant la méthode de M. De Harfu, nous en donnerons ici une courte defcription. Ces aimans, ainfi que ceux de M. l'abbé Le Noble dont nous venons de parler, s'emploient en armure ou pour de fimples applications : telles font, pour le premier genre, les pièces fuivantes.

1°. La pièce (fig. 1, pl. 5.) faite de deux branches courbées en fer à cheval un peu alongé ; chacune de ces pièces a neuf lignes de diftance d'une branche à l'autre dans la partie la plus éloignée, qui eft celle de leurs extrémités. Elles ont l'une & l'autre quatre lignes de largeur dans toute leur étendue, & une ligne & demie d'épaif-feur. On réunit ces deux pièces de manière qu'elles forment un ovale, le bout nord d'une pièce touchant le bout fud de l'autre, & le nord de celle-ci le bout fud de la première. Ces deux pièces étant ainfi mifes en contact & enveloppées enfemble dans du taffetas, peuvent être appliquées fur la tête à la région de la fontanelle, de manière qu'un bout foit fur le coronal & l'autre fur l'occipital. Cette même pièce peut être appliquée à la région de la poitrine, en la fufpendant au cou par un ruban. Un autre ruban, fixé à la partie inférieure, la tient affujettie, en faifant le tour du corps. On peut fe fervir des pièces formant le demi-ovale féparées pour les fluxions & migraines, en les fixant fur les tempes les cornes en bas, au moyen d'un bandeau, ou de tout autre moyen convenable. Ces pièces, fuivant M. Filliet, pren-nent beaucoup plus de force ou vertu magnétique que toute autre, & ne la perdent que très-difficilement. On donne aux deux pièces de cet aimant réunies, le nom d'*ovale brifé*.

2°. La figure 2, pl. 5, eft celle d'une pièce propre à être mife autour de l'oreille, le petit bout qui eft le nord en bas. Dans la partie la plus large, cette pièce a huit lignes de largeur, & trois dans celle qui l'eft moins ; fon épaiffeur eft d'une ligne & demie dans toute fa longueur : fa forme doit être prife & déterminée fur celle de l'oreille dont elle embraffe en arrière le contour. Cette pièce s'emploie pour la furdité, & autres affections du nerf auditif.

3°. La figure 3, planch. 5, repréfente une plaque de trois pouces trois lignes de longueur, deux pouces deux lignes de largeur, épaiffe d'une ligne, percée de neuf trous, courbée dans fa longueur, afin de pouvoir l'appliquer à la partie fupérieure des gras de jambe ou fur la cuiffe, un pouce au deffus de la rotule. Les huit trous de côté font faits pour y coudre des rubans ; le neuvième fert à défigner un des pôles & à y fixer un ruban, que l'on peut affujettir à la jarre-tière lorfqu'on applique la pièce fur le gras de jambe.

On peut former une pièce femblable à la précédente, mais d'une moindre étendue (pl. 5, fig. 4.) ; par exemple, de deux pouces huit lignes de longueur, un pouce onze lignes de largeur & d'une ligne

d'épaiffeur, pour être appliquée à la partie moyenne du bras fur l'at-
tache du deltoïde, ou à la partie moyenne de l'avant-bras.

4°. La figure 5, planch. 5, eft le modèle d'une pièce plate ovale,
longue de cinq pouces trois lignes, large de deux pouces, épaiffe d'une
ligne & demie, percée d'un trou à l'un de fes bouts, à environ trois
lignes du bord. Cette pièce s'applique fous la plante des pieds pendant la nuit, en la tenant affujettie par le moyen de bas ou de chauf-
fons. Elle eft bonne, fuivant M. De Harfu, pour le froid des pieds, pour
augmenter la tranfpiration, &c.

5°. La figure 1, planch. 4, eft celle d'une pièce de trois pouces
de long, un pouce huit lignes de large, épaiffe d'une ligne, courbée
dans fa longueur, afin de pouvoir l'appliquer entre les deux épaules
fur les premières vertèbres dorfales. Les deux trous au bout fupérieur
reçoivent un ruban qui vient s'attacher au devant du cou, & la tient
fufpendue. Les quatre trous à l'autre extrémité fervent à y coudre des
rubans que l'on fait paffer fous les bras, & qu'on noue au devant de
la poitrine.

6°. La figure 2, planch. 4, repréfente une pièce propre à mettre
au deffus du poignet, à la place où les dames portent leurs bracelets.
Elle a un pouce & demi de longueur, un pouce trois lignes de large &
une ligne d'épaiffeur. On enveloppe ces pièces de taffetas. Elles convien-
nent, dit M. Filliet, aux perfonnes qui ont une grande fenfibilité nerveufe, & qui ne pourroient fupporter l'application de pièces plus fortes.

7°. La figure 3, planch. 4, eft le modèle d'une petite pièce propre
à mettre, pendant le jour, au bout du foulier. Elle eft percée en
devant & à chaque côté pour y coudre des rubans que l'on fixe enfuite fur le pied.

Les pièces fuivantes, qui ne s'emploient point en armure, font,
1°. (pl. 4, fig. 4.) une pièce de fix pouces de long, amincie à l'une
de fes extrémités, dont la bafe ou l'extrémité la plus groffe a fix lignes
de large, & l'autre extrémité deux lignes. Elle eft propre pour les
maux de dents, & fert de même pour les douleurs d'oreille, obfervant de tourner la partie malade au nord, & de fe fervir du petit
bout de la pièce qui doit être aimantée, de manière que ce bout foit
le fud. On la tient appliquée pendant quinze, vingt ou trente minutes
plufieurs fois le jour.

2°. Une pièce de fix pouces de long, fix lignes de large & deux
lignes d'épaiffeur, applatie dans toutes les dimenfions (pl. 4, fig. 5.).
Ces fortes de pièces font propres à différens ufages, à aimanter ou
communiquer la vertu magnétique à d'autres pièces. M. De Harfu
les emploie pour aimanter l'eau, en les laiffant quelque temps plongées
dans une bouteille ou tout autre vafe qu'on en a rempli.

3°. Un faifceau d'aimans (pl. 4, fig. 6.), compofé de huit lames longues de deux pieds deux pouces, épaiffes d'une ligne & demie d'un bout & d'une ligne de l'autre, larges de feize lignes à l'une & de quatre lignes à l'autre de leurs extrémités, jointes enfemble par le moyen d'anneaux de cuivre. Cette pièce s'emploie de plufieurs manières; pour les maux de tête, en la faifant tenir perpendiculairement au corps, le malade étant affis, le pôle nord en bas ou contre la tête; pour les maux d'eftomac, en préfentant le pôle fud à cette partie, obfervant d'avoir la face tournée au nord; pour les douleurs du dos & des extrémités inférieures, en la pofant fur une chaife & fe tenant appuyé contre, ou la tenant à côté de foi pendant le jour, & la plaçant fous le matelas ou le drap pendant la nuit. On ne doit pas être étonné que cette pièce produife fon effet à travers un matelas, étant très-groffe, très-forte, & faifant mouvoir une aiguille de bouffole à plus de douze pieds de diftance.

Nous avons fait repréfenter plufieurs de ces pièces aimantées avec le tourbillon magnétique, fur les figures que nous a communiquées M. Filliet, qui les a obfervées & deffinées avec foin (pl. 5, fig. 4, 5; pl. 6, fig. 1, 2, 3.). Ces figures donneront une idée de la manière dont le fluide circule dans les aimans, & fe répand au dehors à plus ou moins de diftance; elles feront connnoître auffi comment des pièces aimantées pourroient produire des effets en les tenant cependant à quelque éloignement du corps, comme l'obfervation 1 paroît nous en offrir l'exemple.

Ils nous refte à donner quelques principes qui doivent diriger dans l'application des aimans. Les pièces deftinées à être employées en armure doivent être fixées, de manière à conferver le plus conftamment poffible leur fituation, les accidens fe renouvelant quelquefois quand les pièces font dérangées (voyez fur-tout obf. 10.). On doit préférer, toutes chofes d'ailleurs égales, les pièces qui touchent la peau nue, à celles dont les aimans font enveloppés, la fubftance qui les recouvre affoibliffant d'autant la communication de leur vertu. Ces pièces, de l'une ou l'autre efpèce, étant fujettes à fe rouiller par l'effet de la tranfpiration, on doit les changer ou faire renouveler fouvent, tous les deux ou trois mois. Pour s'affurer de l'action de l'aimant & de la nature de fes effets, la prudence exige que, pendant fon ufage, on s'abftienne de donner d'autres médicamens. La vertu de l'aimant paroiffant être plus fpécialement fédative & calmante, on doit fur-tout éviter les remèdes & toutes les fubftances qui, pouvant irriter les nerfs, s'oppoferoient à fon action. On détermine le nombre des plaques, le choix des aimans quant à la forme, & le lieu de l'application, fuivant la nature ou l'efpèce d'affection que l'on a à combattre. On emploie les

aimans iſolés que l'on préſente aux parties ſouffrantes, pour les accidens nerveux qui ſe renouvellent par accès très-multipliés: tels ſont les
maux de dents, les vives douleurs ou l'affeſtion douloureuſe de la face,
&c. On peut auſſi, contre ces maux, employer l'aimant en armure,
comme on le voit dans les obſervations 2 & 4, & même réunir les
deux méthodes, comme dans les obſervations 1, 35, 38. Relativement
aux armures, on applique les pièces de préférence dans la région des
parties affeſtées. Si l'affeſtion eſt générale, & dépend d'un dérangement de tout le ſyſtême nerveux, on met une garniture complette,
& l'on diſtribue les aimans également de chaque côté du corps. Dans
tous les cas, c'eſt ſur l'épigaſtre ou le creux de l'eſtomac que l'on
a ſoin d'en placer plus particulièrement. On ne doit en multiplier le
nombre qu'avec réſerve; on l'augmente à proportion des effets déja
produits par les premières pièces appliquées. A chaque changement
des garnitures, on doit ſubſtituer ſur le champ de nouvelles pièces, les
malades, dans l'eſpace de temps qu'ils reſtent ſans aimans, étant ſujets
à voir leurs accidens ſe renouveler.

F I N.

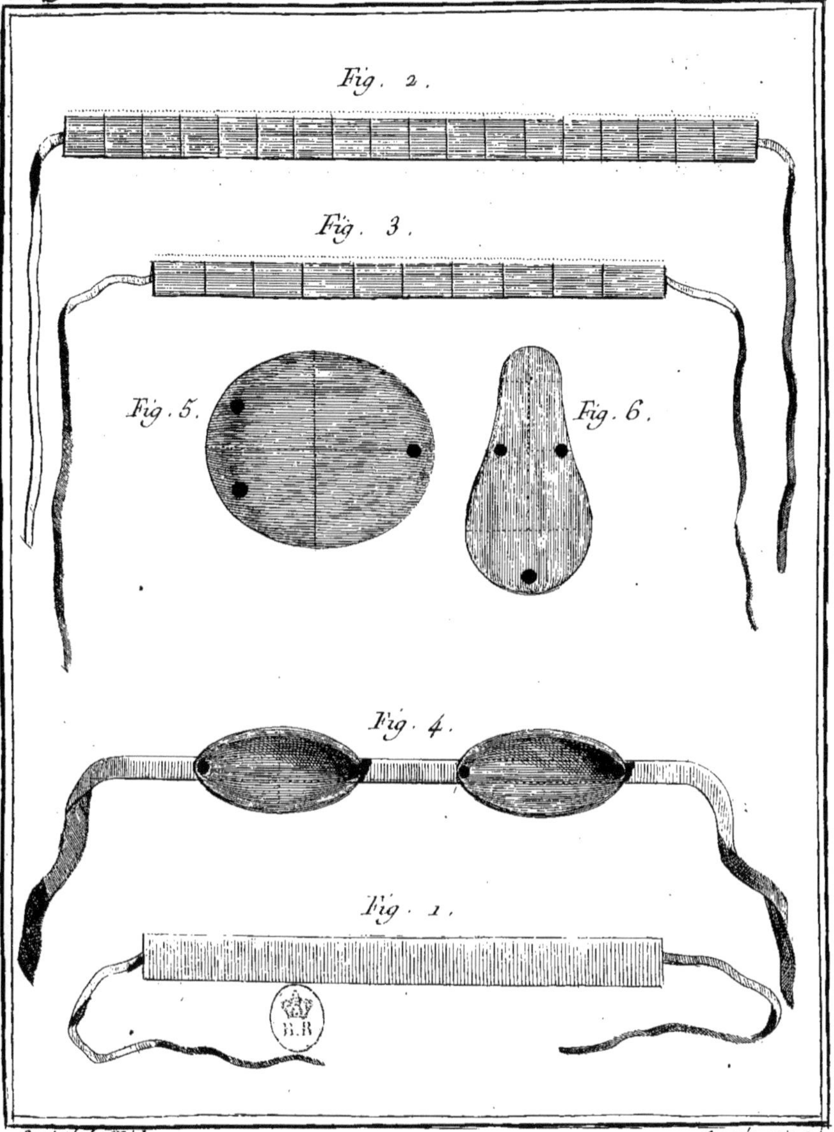

Fig. 2.

Fig. 3.

Fig. 5.   Fig. 6.

Fig. 4.

Fig. 1.

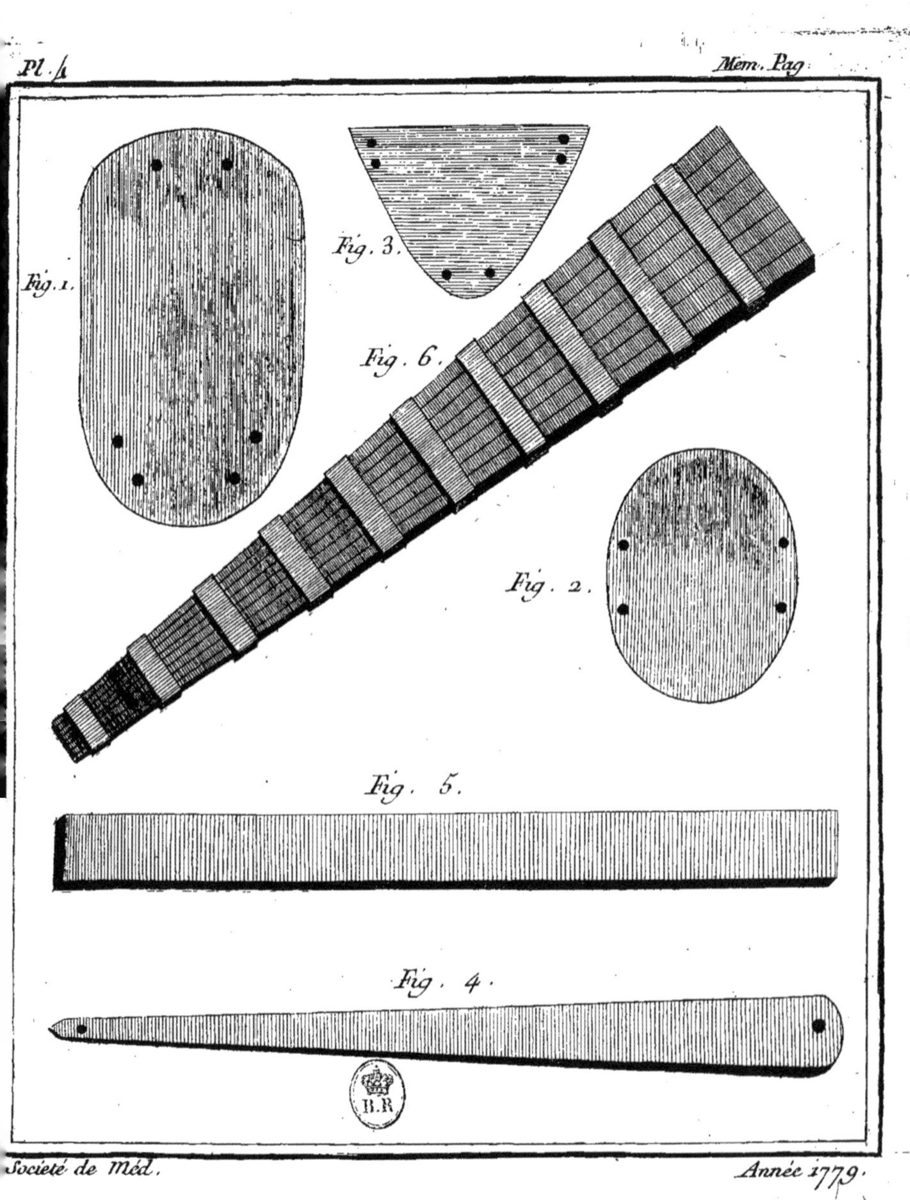
Fig. 1.
Fig. 3.
Fig. 6.
Fig. 2.
Fig. 5.
Fig. 4.
B.R

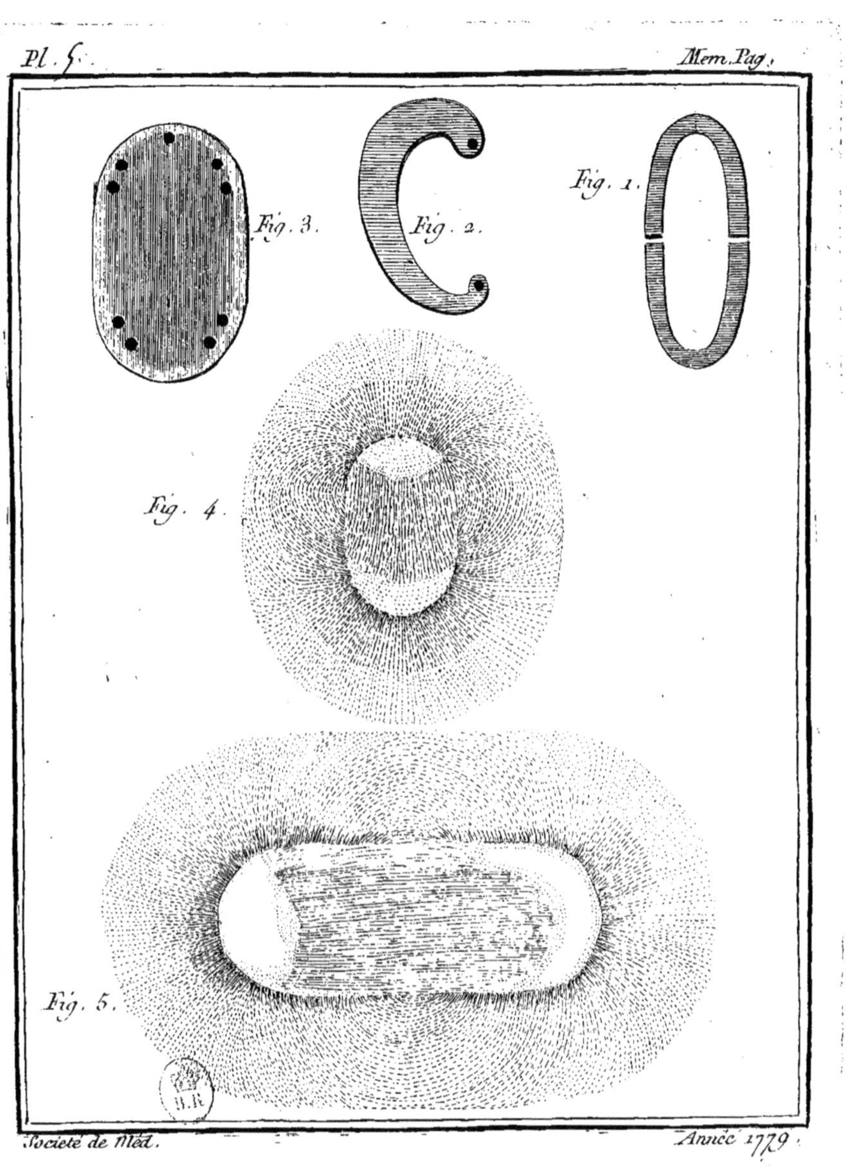
Fig. 3.
Fig. 2.
Fig. 1.
Fig. 4.
Fig. 5.

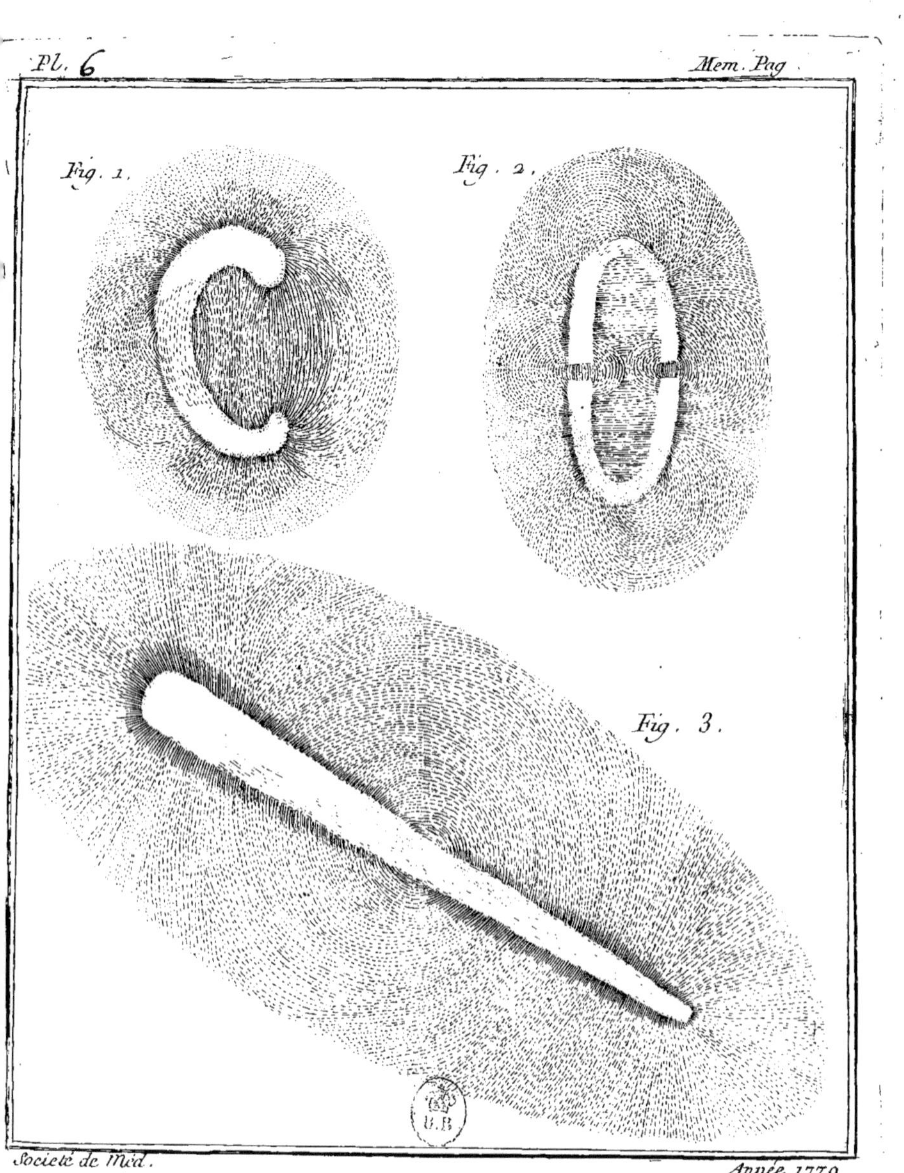

Fig. 1.
Fig. 2.
Fig. 3.

www.ingramcontent.com/pod-product-compliance
Ingram Content Group UK Ltd.
Pitfield, Milton Keynes, MK11 3LW, UK
UKHW020832120726
13693UKWH00002B/604